의술혁명

Bone Care

의술혁명의 본질은 **자연의 순리**이다.

사람이 자연의 순리에 따르면 건강하고,

거스르면 병이 생긴다.

어떠한 병도 **자연의 순리**에 따라야

쉽게 고칠 수가 있다.

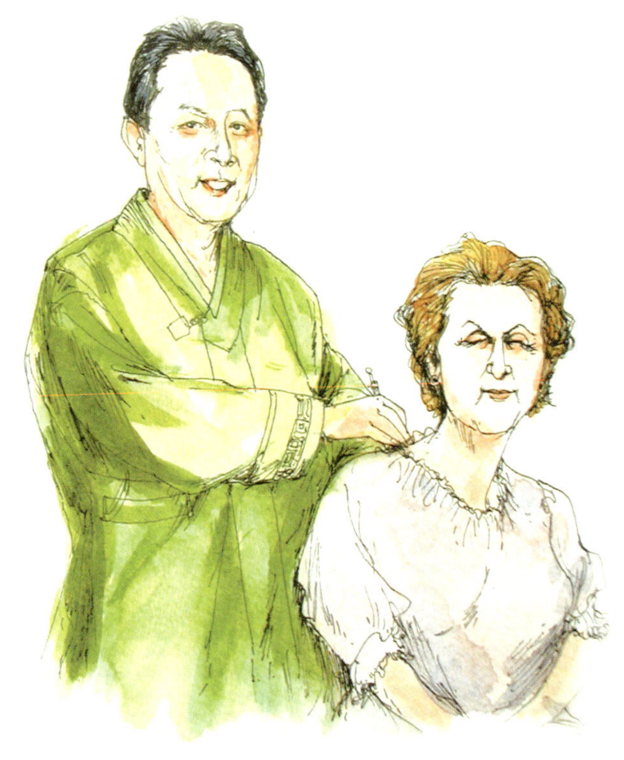

弘益人間　理化世界

홍익인간 이화세계

하늘 뜻을 펴, 온 세상 사람에게 크게 유익하게 한다.

삽화_ 신 동 헌 (한국애니메이션 개척자)

글_ 해청 손경식 (서예가)

사명선언서

서 성 호

만물의 영장인 인간은 세상에서 가장 위대한 존재이다.

위대한 생명체라고 하지만 인간의 삶은 병 앞에서 무기력하기만 하다.

인간이 추구하는 최고의 선(善)은 행복이다.

행복한 삶을 위해 질병과의 싸움은 불가피한 것이다.

나는 50여 년간 사람들이 병마에 시달리는 것을 보아 오면서

인간이 질병과의 싸움에서 이기려면 반드시

스스로 싸울 능력을 길러야 된다고 생각하게 되었다.

많은 연구와 임상경험을 통해 질병이 발생되는

자기 자신의 뼈를 스스로 관리하여 질병을 고치는

'뼈 관리'(Bone Care)라는 의술의 새로운 장르를

개척하기에 이르렀다.

인류를 만병의 그늘에서 구하여 삶의 질을 높이고

누구나 건강한 삶을 살아가도록 하는 사명감으로

 의술혁명을 통하여 그 꿈을 실현하고자 한다.

2008년 3월

행복은 건강과 따로 가지 않는다

"재산을 찾아주면 조금 찾아주는 것이고, 명예를 찾아주면 많이 찾아주는 것이고, 건강을 찾아주면 모든 것을 다 찾아 주는 것이다."

눈치 빠른 독자라면 위의 인용구가 "돈을 잃으면 조금 잃는 것이요……"의 반어(反語)버전임을 금방 알아 차렸을 것이다. 건강은 재산이나 명예는 저리가라 할 만큼 중요한 것임을 우리는 부인할 수 없다. 나는 간혹 "왜 나이보다 그렇게 젊어 보이느냐?"는 다소 시샘(?)이 섞인 질문을 받는다. 심지어는 "10년은 젊게 보인다"는 아부(?)를 하는 사람도 없지 않다. 그럴 때마다 내가 되돌려 드리는 대답은 한결같다.
"재산이 몸밖에 없어서요. 늘 재산관리를 하며 삽니다."
 그렇다.
건강관리는 재산관리 이상이다. 평소에 돈 관리를 잘하는 사람이 부자가 되듯이, 평소에 건강관리를 잘하는 사람이 몸과 마음에 큰 병 없이 살아갈 수 있는 것이다. 아파본 사람은 아프지 않고 사는 사람의 행복이 낯설다. 아파 본 사람은 아프지 않고 사는 사람의 행복을 눈여겨 보며 부러움으로 건너다 볼 수 밖에 없다.

잃어버린 건강을 찾는다는 것은 빼앗긴 재산을 찾는 것 이상의 비중이다. 행복은 건강과 따로 가지 않는다. 재산은 때로 행복과 상관없는 방향으로 가는 수도 있지만, 서성호총재는 재산과 명예보다 소중한 것이 건강이라고 말하고 있다. 그는 우리 시대의 보기 드문 영능자(靈能者)이며, 인간의 몸과 마음에 대해서도 꿰뚫고 있는 분이다.

그가 여기 보내는 메시지는 길지 않은 단문(短文)이지만, 21세기 문명의 광야에서 그는 선지자처럼 두 손 벌려 아픈 사람들을 안으려 하고 있다. 그가 미국에서 이룩한 몇 가지 믿기 어려운 실적은 현대의학이 고개를 갸웃하며 안 믿으려는 것 중의 하나일 수도 있다. 그러나 우리는 21세기적인 물증주의(物證主義) 속에 살면서 물증이 없이도 존재하는 것은 무엇이냐고 묻고 싶은 사람들이다. 신비주의라 해도 좋고 초능력이라 해도 좋은 것을 지닌 사람들에게는 물증은 그렇게 대단한 것이 아닐지도 모른다. 그렇다고 서성호총재가 보내는 이 메시지가 전혀 물증 없는 주장이라는 것도 아니다. 그에게서 물증 이상을 받은 사람들의 생생한 증언이 미국에나 한국에나 많이 알려져 있으니까.

그가 상처받은, 또는 앞으로 받을지 모를 사람들에게 보내는 이 메시지가 많은 사람들에게 재산 이상의 선물이 되기를 간절히 기도하고 싶다.

김 재 원 _ 프랜차이즈신문 회장

한사람의 사명이 새로운 세상을 만든다

인류의 행복을 위해 의사나 한의사들이 큰 공헌을 해오고 있는 일은 높이 평가해야 한다. 그럼에도 오늘날에는 고치지 못하는 불치병이 많아 행복한 삶에 큰 위협이 되고 있다. 사람들은 누가 병을 고치든지 하루 빨리 치유되어 아픈상태를 벗어나기를 갈망하면서 살아가고 있다.

인간은 누구나 한결같이 무병장수하며 행복하게 살아가길 원한다. 건강하지 않으면 꿈을 이루고 행복한 삶을 살아가는데 너무나 장애요인이 많다. 생태학적으로 자연환경이 잘 보존되어 있는 곳은 쾌적한 환경을 만들어 준다. 그러나 인류사회가 점점 발전해 나가면서 인간들은 자연환경을 많이 파괴시키고 있다. 환경이라고 하는 것은 한번 파괴되면 원상태로 쉽게 복구되지 않는다. 마찬가지로 인간의 몸도 불치병을 앓게 되면 원래의 건강을 회복하는 일이 대단히 어렵다.

인간은 태어나서 자라고 성장하며 살아가는 동안 몸에 이상이 생겨 건강을 잃기도 하고 병에서 헤어나지 못하고 세상을 등지는 사람들이 많은 것도 현실이다. 물론 "생자는 반드시 죽는다."라는 말도 있지만 인간은 누구나 다 파괴되지 않은 환경처럼 건강한 몸으로 즐겁고 행복한 삶을 살아가기를 원하다.

그러기 위해 사람들은 열심히 운동도 하고 몸이 아프면 약도 먹고 병원에서 치료를 받고 갖은 노력을 다하고 있지만 근본적으로는 질병의 질곡으로부터 벗어나지는 못하고 있다.

서성호 선생은 아주 어린 나이부터 삶과 죽음을 체험하면서부터 어떻게 하면 병들지 않고 살아갈 수가 있을까 그 해답을 얻기 위해 평생 동안 연구에 연구를 해왔다. 그 결과 마침내 의학계나 한의학에서 다루는 치료술이 아닌 **BONE CARE**, 즉 **뼈 속에 건강 비결이 있음**을 알아내게 되었다.

나는 2005년 초에 BONE CARE 교실에 참여하여 '어깨 결림, 발바닥 근육 뭉침 현상, 굳어져 있는 목 근육 풀기, 편두통, 다리에 쥐가 나는 현상' 등 너무나 쉽게 치유되는 것을 보기도하고, 직접 체험도 했다.

한 사람의 사명이 새로운 세상을 만든다는 말의 의미를 서성호 선생이 쓴 '의술혁명'이란 책을 통해 독자들은 실감하게 될 것이다. 이 책은 의술발전에 터전이 되어 장차 이 세상에 많은 사람들이 건강을 되찾고 행복하게 살아가는데 도움을 주는 보배스러운 책이 될 것임이 분명하다.

공 한 수 _ BIG DREAM & SUCCESS 원장

의술혁명 醫術革命

의술혁명의 목적은 인류를 만병의 수렁에서 구하기 위한 것이다.
기존의 현대 의술은 인간의 병을 근본적으로 치유하지 못하고 있다.
단지 육안으로 나타난 증상만을 치료하기 때문에 병자는 의술에 대하여 결코 만족을 하지 못하고 오히려 불신을 하고 있는 것이 오늘날의 현실이다.

지난 수천 년 동안 동서고금을 막론하고 수많은 사람들이 의술을 연구해 왔다.
금세기에 들어와서는 현대과학이 첨단 검사 장비를 개발하였고, 세계 도처의 대형 제약회사에서는 온갖 종류의 의약품들이 무한정 생산되고 있으며, 세계 최고의 두뇌들이 생명공학연구소에서 유전자연구, 줄기세포 연구, 게놈지도 완성 등 눈부신 발전과 성과를 이루어내고 있다. 그럼에도 불구하고 여전히 굳게 닫힌 병의 문은 열지 못하고 문전만 배회하며 잘못된 연구와 헛된 노력을 하고 있는 것이다.

진정한 의술은 반드시 뼈를 고치는 방법을 아는 것이다.

인체에서 발생하는 모든 병들은 뼈속에서 발병된다. '호랑이 굴에 가야 호랑이를 잡는다' 는 속담처럼 의술이 뼈속을 치료할 수 있어야 병을 고칠 수 있는 것이다.

어떤 병을 가지고 있든지 간에 담당의사에게 내 병이 왜 생긴 것인가를 물으면 어느 한 사람도 속 시원히 명쾌하게 설명을 해주지 못한다. 왜냐하면 뼈에 대하여 영어로 된 명칭만 외웠을 뿐 어떠한 기능을 하며, 발병의 원인과 조건에 대하여 배운 적이 전혀 없기 때문이다.

병은 상식 밖의 존재이다.

사람의 몸은 병이 생기면 꼭 통증을 느끼기 때문에 상식적으로 '통증이 즉 병'이라고 알고 있다.

그러나 병은 상식 밖에 있으면서 우리 몸을 원격조정하고 있다.

아무리 최첨단 의료 장비로 검사를 하여도 병이 포착 되지 않고 그 흔적인 증상만 잡힐 뿐이다.

1951년 한여름, 나는 밤중에 잠에서 문득 깨어났다. 자려고 아무리 애를 써도 다시 잠이 들지 않아 밤하늘을 물끄러미 쳐다보고 있었다. 한참동안 쳐다보고 있는데 내 몸속에 있는 기운(생명에너지)이 밤하늘로 빨려 들어가고 있는 것이었다.

마치 내 몸이 고무풍선처럼 바람이 빠지는 것 같은 느낌이 들면서 가물가물 의식이 몽롱해짐을 느꼈다. 나는 이때 생명소멸의 끔찍한 체험을 하게

된 것이다. 너무나도 뚜렷한 그날의 체험은 4살 이라는 어린아이에겐 참
으로 가혹하고 끔찍하였으나 이러한 큰 충격과 상처로 하여금 인간생명
이 하늘과 직통하고 있다는 도술을 터득할 수 있었다. (人體의 小宇宙는
天體의 大宇宙와 직결이 되어있음으로써 생명을 가져 존재한다는 이치)

대부분의 사람들은 근육의 중요성만을 알아서 근육을 주로 움직이는 각
종 구기종목의 운동만을 하고 있다. 필자는 뼈의 중요성을 일찍이 깨닫고
8세 때부터 일체의 근육운동은 하지 않고 뼈를 위주로 단련하는 무술만
을 수련하였다. (지금 종합무술 35단이다.)

4세 때부터 터득한 하늘과 통하는 도술과 8세 때부터 단련한 뼈와 통하
는 무술의 결합을 통해, 상식 속에서만 살고 있는 사람들에게는 상상도
할 수 없는 무궁무진한 인체의 비밀과 천체의 수수께끼를 수 없이 많이
알게 되었다. 그 중 한 가지를 설명하고자 한다. 인류 역사상 최초로 병
의 정체를 밝혀낸 것이다.

병은 영적靈的인 능력能力을 가지고 있는 살아있는 생명체이다.

첫째, 병은 스스로의 안전을 위하여 인간의 상식이 다다르지 않는 뼈 속
에 벽이 두터운 벙커를 짓고 그 속에 살고 있다. 인간의 상식으로는 영원
히 알아낼 수 없도록 하기 위해서이다. 불치병(선천성 및 후천성), 난치병,
고질병, 원인 모를 희귀병 등으로 고생하는 병자들의 뼈를 만져보면 뼈

겉면과 뼈속에 무수한 크고 작은 뼈혹들이 밀집 또는 산재하여 있음을 알 수 있다.

이 뼈혹들은 병들이 살고 있는 주택으로서 이것을 제거해야 병들을 고칠 수가 있다.

둘째, 사람보다 먼저 신선한 혈액을 섭취하기 위하여 혈액을 만드는 뼈속에서 기생을 한다. 병자의 혈액이 항상 오염이 되어 있는 것은 이때문인 것이다. 혈액오염의 주된 원인은 병들이 뼈속에서 혈액을 섭취하고 방출하는 분비물로 인한 것이다. 분비물에는 매우 강한 독성이 있어 이러한 독들은 인체내에 있는 수많은 미생물인자들을 해로운 세균으로 변이시켜 버린다.

이 때문에 외부에서 세균이 들어오지 않았는데도 병자들의 몸에 스스로 유해한 세균들이 번식하는 것이다. (이때 의학에서는 유해한 세균 자체를 병으로 규정하고 있다. 아니다. 병이란 세균을 만드는 원인제공을 하는 무서운 영적능력을 가진 생명체인 것이다.)

셋째, 병은 에너지로서 사람 눈에 보이지 않으나 현실로 나타날 때는 뿌리세포를 형성하고 있다. (단단한 뼈 속을 자유자재로 뻗쳐 나가기 위해서이다.)

이렇게 볼 때 줄기세포 배양연구는 너무나 잘못된 발상이다. 뿌리세포와 줄기세포가 싸우면 누가 이기겠는가? 병의 뿌리세포는 근육 장기의 줄기세포를 마치 소가 여물을 먹듯이 먹어버린다.

그래서 수술로서 줄기세포를 이식해주면 당연히 또 먹어치운다.

이런 어리석은 짓은 병자와 인류를 위하여 일찌감치 그만 두어야 한다.

Bone Care(뼈 관리)로서 뿌리세포를 제거하면 근육, 장기는 스스로 줄기세포를 재생시킨다.

필자는 2000년 5월 미국 시애틀에서 평생을 연구해온 의술, 무술, 도술을 종합하여 육체 병, 정신 병, 영혼 병을 총망라하여 인체에서 발생하는 모든 병을 고치는 천기도(天氣道)를 완성하였다.

불치병인 소아마비, 선천성 및 후천성마비, 청각 및 시각장애, 폐를 중심으로 한 각종 호흡기 병, 위장을 중심으로 각종 소화기 병, 신장을 중심으로 각종 배설기 병, 심장을 중심으로 각종 순환기 병, 고혈압, 당뇨병, 간질환, 중풍, 유방암, 자궁 근종 물혹 뿐만 아니라 빙의, 무병까지(한국인은 지구상에서 가장 영적능력이 뛰어난 민족이어서 수백만 명이 빙의, 무병(巫病)에 시달리고 있다.) 모두 약 6천명의 병자들을 성공적으로 고쳤다.

빙의, 무병(巫病)을 앓고 있는 사람들은 모두가 한결같이 머리가 남달리 뛰어나고 마음씨가 착한 것이 특징이다. 우리 민족의 앞날을 위하여 빙의, 무병(巫病)을 앓는 사람을 국가적 차원에서 구제하는 것이 절실하고 시급한 일이다. 나 혼자서 우리 민족의 병을 다 고칠 수 없고 더욱이 전 인류의 병을 다 고친다는 것은 더더욱 불가능한 일이다.

민족을 구하고 모든 인류를 병으로부터 구하려면 전 인류를 모두 명의를 만들어야겠다는 생각을 계기로 누구든지 자신의 뼈를 치유하면 모든 병을 고칠 수 있는 Bone Care를 완성하였고 2008년을 기점으로 온 세상에 펼치고자 이 책을 출판하게 되었다.

이 책을 여러번 반복적으로 정독하고, Bone Care를 성실히 따라하면 뼈 치유의 이치를 깨닫게 되고 자신도 모르는 사이에 뼈 의사가 되어 남에게도 도움을 주는 사람이 될 것이다.

이것이 바로 필자가 강조하고자 하는 '의술혁명'인 것이다.

이 책을 출판하기 위해 교정과 감수를 마다하지 않고 정성을 다하여 수고해 주신 Big Dream & Success의 공한수 원장, 국보갤러리의 김관희 관장, 디자인 심화의 방수정 사장 등 책 디자인과 편집하는데 수고를 하여 주신 그 외 여러분께도 감사를 드린다.

미국 시애틀에서

서 성 호 _ 의술혁명 창시자

Contents

삶의 틀을 바꾼다

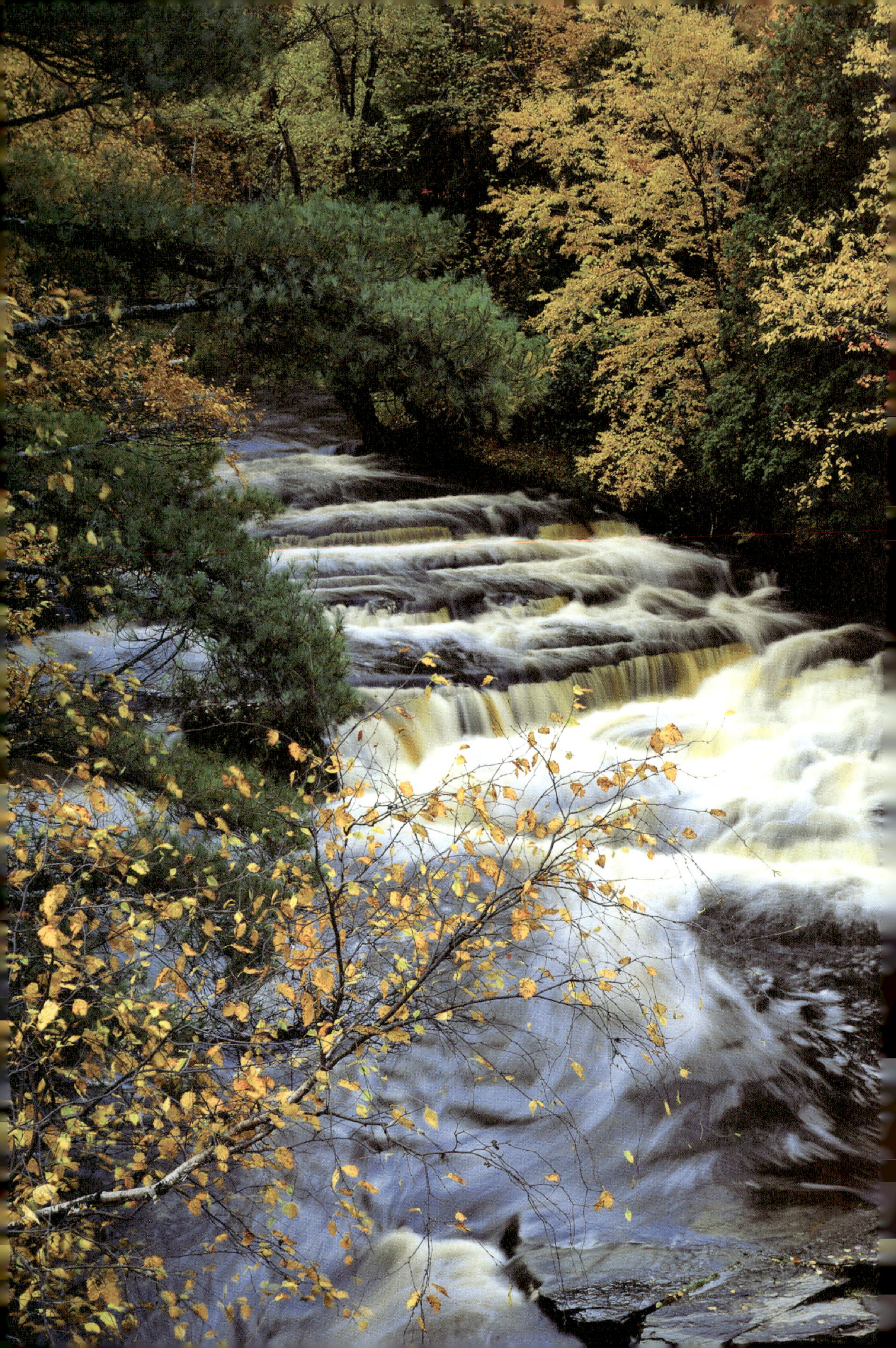

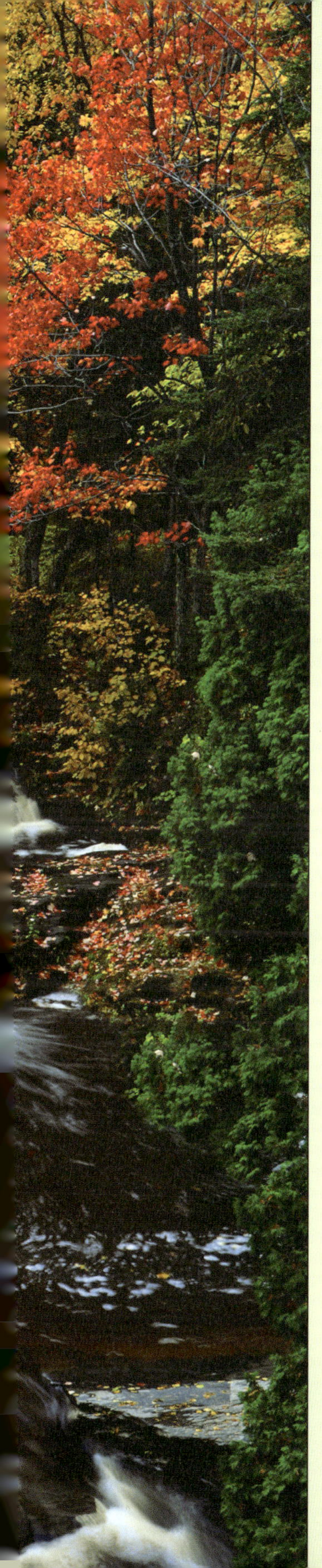

삶의 틀을 바꾼다

스킨케어를 하여 깨끗한 피부를 만들어
젊고 아름답게 하듯이 본케어를 하여
깨끗한 뼈를 만들어 속과 겉을 싱싱하게 하여
젊고 건강하게 살아가자!

Bone Care

1. Bone Care(뼈 관리) 방법

Bone Care하는 방법에 앞서 먼저 알아야 할 것은 바로 뼈가 가지고 있는 특성이다.

학문적으로 통용되려면 눈에 보이고 검증이 되어야 하기 때문에 현대의학은 눈에 쉽게 보이는 피부나 근육, 장기에 국한하여 병을 고치는 의술이 발달되어 왔다.

인체에서 가장 중요한 것은 **뼈**이다. 그 이유는 **뇌가 두개골이란 뼈 속에 있고 혈액은 뼈에서 만들어지기 때문이다.** 인체 생식기능의 90%는 뼈에서 이루어지고 10%는 근육, 장기와 피부에서 관리를 하고 있다.

병이 뼈에서 발생하는 이유는 두개골 속에 있는 뇌와 뼈 속에서 생산되는 혈액에 침투하기 위한 것이다. 입안을 통해 몸 안의 구조를 살펴보면 치아에는 충치와 풍치가 있듯이 몸 안에 있는 뼈에도 충골(蟲骨)과 풍골(風骨)이 있다.

우리가 알고 있는 모든 병들은 뼈속의 충골과 풍골현상으로 인해 발생된다. 병을 고치려면 정확한 원인을 알아야하고 그 원인에 따라 치료를 해야 나을 수 있는 것은 당연한 것이다.

Bone Care란, 피부가 가려우면 긁어서 해결하듯이, 쇠붙이로 뼈를 눌러서(마치 치과의사가 치아를 쇠로된 기구로 직접 치료하듯이) 치료를 하는 것을 말한다. 쇠붙이(티스푼)로서 맨 먼저 손등 뼈, 손가락 뼈, 손목 뼈, 팔꿈치 뼈, 어깨 뼈, 목 뼈, 두개골 전체, 발등 뼈, 발가락 뼈, 발목 뼈, 정강이 뼈, 무릎 뼈, 골반 뼈, 치골(생식기 위에 있는 뼈), 미골(꼬리 뼈) 및 갈비 뼈 낱개를 샅샅이 눌러보고 문질러보라. 뼈조직이 건강한 부분은 시원하고 병이 있는 곳은 상태가 나쁜 정도에 비례하여 통증을 느낀다. **이 통증은 병이 느끼는 것이지 자기 자신이 느끼는 것이 아니다.** 자기 자신에게서 병을 떼어놓기 위하여 계속적인 자극을 주어야 한다.

꾸준히 해보면 처음에는 못 견디게 아프다가 어느 순간 점점 시원해지며 본인만이 알고 있던 여러 가지 병 증상들이 없어지는 것을 느끼게 된다.

뼈를 누르고 문질러 줄때 생기는 여러 가지 자극의 느낌이 대뇌에 전달되어 기억 속에 축적되면 자기 자신의 뼈이기에 자신만이 정확하게 아는 **뼈게놈지도가** 완성이 되고 뼈속에서 병이 발생함과 동시에 그것을 감지 할 수 있는 특별한 능력이 생기게 된다.

Bone Care란 이처럼 신기한 것이다.

2. 질병이 보이지 않는 이유

동서고금을 막론하고 오대양 육대주에서 인류가 오늘날까지 생존하여 오면서 인류는 질병을 정복하기 위하여 많은 노력을 해왔다. 질병을 정복하기 위해서는 반드시 질병을 육안으로 보아야 했기 때문에 근대에 이르러서 획기적인 발명품인 현미경과 X-ray 기구가 개발되었다. 사람의 육안으로는 안보이는 각종 세균들을 현미경으로 볼 수가 있었고 사람의 몸 안을 볼 수가 없었던 것을 X-ray 촬영으로 인체 내부를 볼 수가 있다. 그러나 정작 밝혀 내고자하는 질병은 X-ray를 통해 볼 수가 없다.

그래서 지난 20세기 100년간은 현미경 개발을 계속하여 전자현미경까지 만들었고 X-ray 기구는 MRI, CT 촬영 기구까지 개발되었으나 전혀 질병은 보이지 않았다. 그 이유는 질병은 3, 4, 5차원의 능력을 가지고 있기 때문이다.

우리 인간은 3차원 육체, 4차원 정신, 5차원 영혼으로 구성되어 있다. 모든 질병은 3, 4, 5차원을 넘나들면서 인간의 육체, 정신, 영혼을 공격하기 때문에 3차원에서만 통용이 되는 현미경과 X-ray 촬영 기구는 무형체인 4, 5차원에서 존재하는 질병을 밝혀 낼 수가 없다.

오늘날 21세기에 살고 있는 인류와 미래 후손들의 건강을 지켜주고 질병을 고치는 모든 의료인들은 모두 3, 4, 5차원의 능력을 두루 갖추어야 한다. 그 길잡이가 의술 혁명으로 상, 중, 하 3편에서 서술하게 된다.

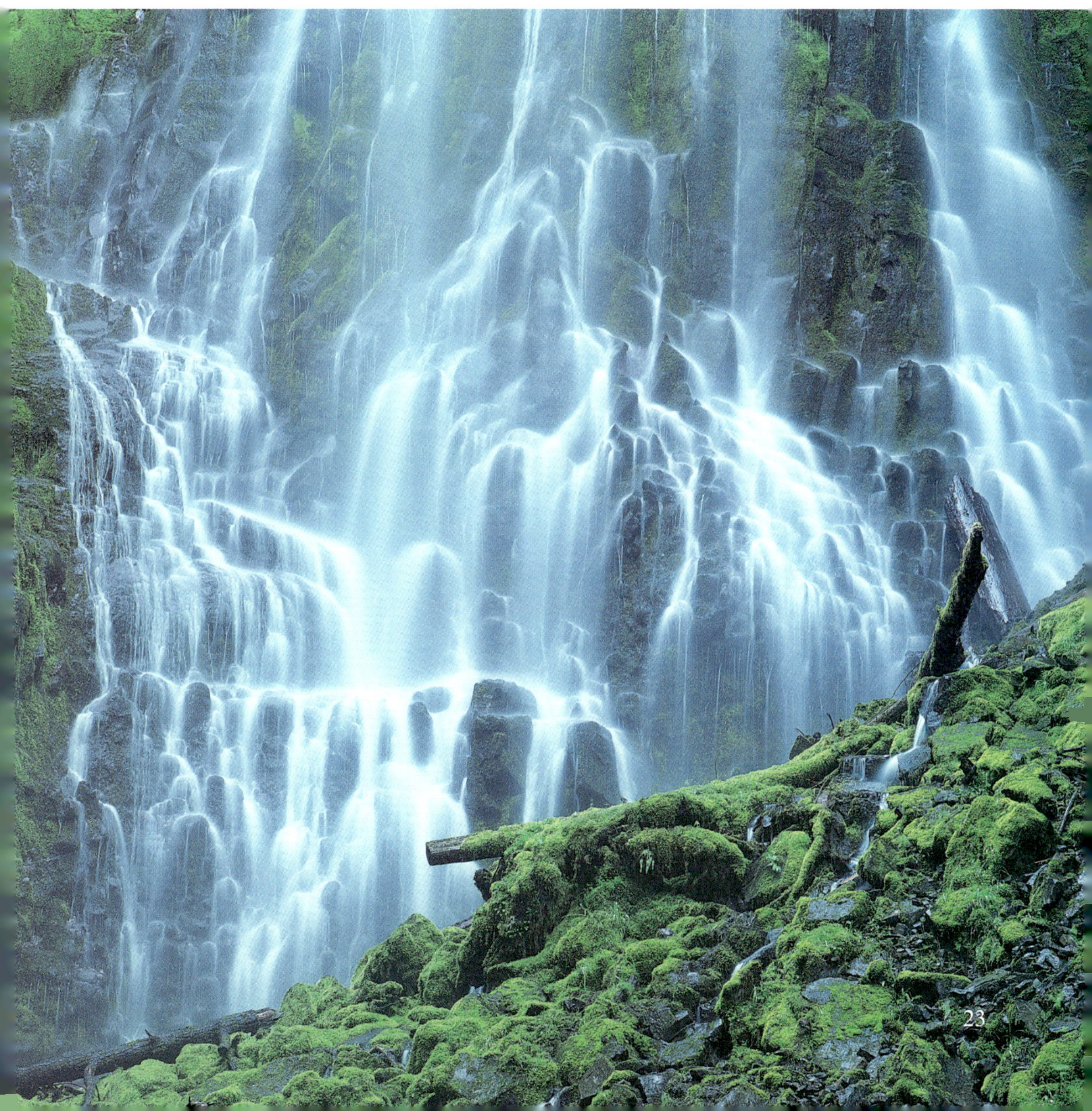

3. 히포크라테스의 유언

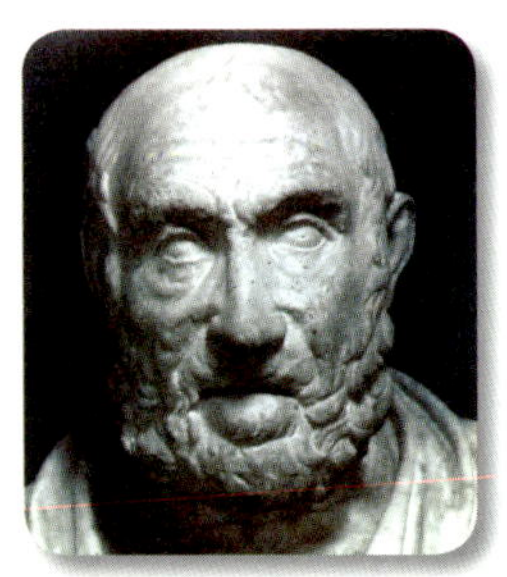

질병은 뼈에서부터 발생

BC 400년경, 의학의 아버지 '히포크라테스(Hypocrates)'는 "인체의 골격에 조정을 가함으로써 병을 치료하게 될 것이다. 뼈에 관해서 연구하고 그 지식을 얻으라, 그리하면 질병은 뼈에서부터 발생하는 것을 알게 될 것이다."라고 말하였는데 이것은 인체의 자연적인 치유력을 통한 질병의 예방과 치료가 가능함을 의미심장하게 역설한 것이다.

동서고금을 막론하고 모든 의술인의 영원한 추앙을 받고 있는 의학의 아버지 '히포크라테스'는 모든 질병은 뼈에서 발생하니 뼈를 연구하여 실병을 고치라는 유언을 후세에 남겼다. 그런데 과연 히포크라테스의 사후 지난 2400년 동안 인류는 그의 유언대로 뼈를 연구하여 모든 질병을 고치는 의술을 연구 개발하여 왔는가?

뼈에 관한 분야라면 척추 정형과 골격 교정 등이 있으나 이러한 것은 외형상의 골격 수정일 뿐이다. 기존 의술인 서양 의학과 동양 의학은 왜 뼈 연구를 등한시했는지 인류의 질책을 면하기 어려울 것이다.

필자는 평생동안 뼈만을 연구하여 뼈에서 모든 질병을 고치는 의술을 완성하여 많은 사람들에게 기적과 같은 완치의 체험을 하게 하였다.

2005년 4월 중국 산동성 태안시에 있는 태산의과대학교에서 필자의 연구가 공식적으로 인정을 받았다.

히포크라테스의 유언인 '뼈 연구'가 21세기에 들어 중국에서 비로소 그 빛을 보게 된 것이다.

독자 여러분들은 히포크라테스의 유언에 따라 뼈 공부를 이제 막 시작하는 셈이다. 바라건데 계속 뼈에 대한 공부를 해주기 바란다.

4. 히포크라테스의 유언을 받들어 뼈를 공부해야

뼈의 핵심을 이루는 것은 전기와 철분이다.

뼈를 형성하는 주 물질은 칼슘이지만, 뼈의 기능을 좌우하는 주 물질은 철분이며 뼈의 성능을 조정하는 것이 전기(電氣)이다.

필자는 히포크라테스가 뼈 치료법까지 연구개발하지 못한 이유는 그가 뼈의 철분과 전기를 규명하지 못하였기 때문이라고 본다.

뼈 세포의 재생 방법은 칼슘의 섭취가 아니고 전기와 철분임을 알아야 한다. 인간은 체내에서 전기와 철분이 확보되어야 인체 스스로가 칼슘을 만들어내기 때문이다.

전기와 철분은 인체의 뼈에 쌓인 산화철을 쇠붙이로 문질러 줄 경우에만 산화철이 제거되어 전기가 재충전되고 철분이 재생산 된다.

> 철분을 결코 약으로 복용하지 않아도 산화철을 Bone Clinic으로 제거하면 철분이 재생산되고 평소에 먹는 음식물에서 칼슘을 보충하게 된다.

5. 의중유골 醫中有骨 Bone Cleansing,
의중무골 醫中無骨 기존 의술 旣存醫術

의중유골(醫中有骨) Bone Cleansing

우리는 대화를 할 때나 강의나 강연 중에 말하는 사람이 특별히 주장하는 바가 이야기 속에 숨겨져 있을 때 '언중유골(言中有骨)'이라는 말을 사용한다.

뼈는 인체구성 요소로서 원래 사람 몸속에 존재하는 것을 우리는 말 속에 뼈가 있다는 표현을 쓴다. 심지어 콘크리트 빌딩 건축용 철재 구조물을 '뼈대'라고 표현하기도 한다.

90년대 서울 강남의 삼풍백화점 붕괴사고 원인은 철근을 충분히 사용하지 않은 데에 있었다. 붕괴사고는 건물뼈대의 부실로 일어난 인재였음을 보더라도 뼈대가 단단한 콘크리트보다 더 중요한 역할을 한다는 사실을 우리에게 절실한 교훈으로 안겨주었다.
뼈의 중요성이 말 속이나 건물 속에도 사용되는 것을 볼 때 뼈가 있는 인체에서 뼈의 중요성은 말 할 것도 없다.

필자는 오로지 뼈만을 생각하고 연구하여 마침내 요지부동의 기존 틀을 깨고 뼈만을 치유하여 인체 내에서 발생하는 모든 질병을 고쳐낼 수 있는 'Bone Cleansing(Bone Clinic, Bone Reactivation, Bone Reconstruction)'이라는 새로운 치유방법을 완성시켰다.

독자 여러분들은 Bone Cleansing의 상편(上篇), 의술혁명을 읽으면서 이제까지 전혀 몰랐던 뼈의 세계를 접하게 된다. 책 내용을 보면 티스푼(Tea spoon)으로 몸소 실천을 해보므로 뼈의 존재를 새롭게 인식하고 뼈의 상태를 스스로 진단하며 뼈 치유 효험을 체험할 수 있다. 자신의 뼈와 친하게 되는 계기가 마련될 때 비로소 필자의 주장이 허황된 것이 아니라 명확한 사실임을 인정하게 되어 의중유골(醫中有骨)의 뜻을 비로소 이해하게 될 것이다.

의중무골 醫中無骨인 기존의술

약 1만 년 전 불을 사용하는 지혜가 없어 사냥한 짐승을 날 것으로 먹었던 원시인과 21세기 최첨단 과학문명의 홍수 속에 살고 있는 오늘날의 인간을 비교해 보면 예니 지금이나 천편일률적으로 같은 것이 있다. 그것은 생존수단으로 먹거리를 확보하기 위해 분주히 뛰어다녀야 하는 고달픈 삶을 살고 있다는 것이다.

이러한 삶의 쳇바퀴 속에 허덕이는 우리 인간들은 몸속에 온갖 질병을 가지고 있다. 그러면서 인간본연의 버티는 힘으로 힘겹게 견디어 가고 있는 것이다. 버티는 힘이 마침내 소진하여 쓰러지고 나서야 우리는 중병을 가진 자신을 현실적으로 깨닫게 되는 우매함을 갖게 되는 것이다.

우리는 주위에서나 본인 스스로도 몸 속에 여러 질병이 있는 것을 이미 알고 있다. 병원에 가면 질병이 공식적으로 확인되는 것 자체를 두려워하여 아예 종합검진을 기피하는 사람들이 부지기수로 많음을 보게 된다. 오늘날 세계 각국의 대도시에 반드시 소재하고 있는 초대형 종합병원이 어떻게 생겨났는가를 한 번 고찰해보면 필자는 전쟁터에서 비롯된 것이라고 이야기 하고 싶다. 기존의 양의학과 한의학은 전쟁터에서 비롯되었다고 해도 과언이 아니다.

서양 의술

인류의 4대 발명품 중에 화약을 그 하나로 꼽는다. 고대 중국인이 화약을 발명하여 초기에는 전쟁무기로 개발하였으나 계속 무기로서 개발을 하지 않고 명절때에 터뜨리고 즐기는 오락 폭죽으로만 사용하였다. 이 화약이 서양으로 건너가자 호전적인 서양인들은 화약의 폭발력을 이용하여 수많은 적을 동시에 살상할 수 있는 소총과 대포 등을 만들어 세계문명 주도권이 동양에서 서양으로 넘어가는 인류사의 획기적 전환점이 된 것이다. 소총의 발명은 대포 등의 신무기 개발로 이어져서 로마 군대식 전투법이 인류사에서 자취를 감추게 된 대신 폭약의 냄새가 전쟁터를 구름처럼 뒤덮게 되었다.

서양의 전투에서 최초로 화약을 가장 많이 사용했던 사람이 바로 프랑스의 나폴레옹(Napoleon) 황제이다. 그러나 나폴레옹은 원래 귀족출신이 아니고 프랑스의 식민지인 코르시카라는 조그만 섬에서 태어났다. 그는 포병장교가 되어 전쟁터에서 대포의 위력을 실감하고 포병술에 대한 연구를 게을리 하지 않았다.

식민지인 조그마한 섬 출신의 나폴레옹이 프랑스 황제가 될 수 있었던 결정적인 계기가 있었다. 그것은 바로 프랑스 군대가 이집트와 전쟁할 때 나일강을 사이에 두고 포진하고 있었다. 그는 수학의 이등변삼각형의 등변의 길이가 같은 이론을 적용하여 건너편에 있는 적진의 거리를 정확히 계산, 정확한 포격으로 전쟁을 승리로 이끌면서 그의 명성이 유럽을 석권하게 된 것이었다.

대포가 전쟁터를 지배하자 이전보다 몇 십 갑절 엄청 많은 부상자들이 생겨나 아우성치자 그들을 신속하게 대량으로 치료하는 혁신적 의술개발이 필요하게 되었다.

오늘날의 서양 의술을 결정적으로 탄생시킨 것은 바로 제 1차 세계대전과 제 2차 세계대전이었다. 문자 그대로 세계대전이니 전쟁터에서 발생하는 부상자들의 숫자는 엄청나게 많았다. 퀴리 부인이 발명한 X-ray는 부상자 몸에 깊숙이 박힌 파편의 정확한 위치를 파악하게 하여 그들의 목숨을 살릴 수 있었다. 페니실린의 발명으로 항생제 개발시대를 열게 된 것이다.

그래서 전시(戰時)의 부상병 치료방법과 야전병원에서 환자를 다루는 방법이 바로 오늘날 대형 종합병원에서 응급실(Emergency Room)을 운영하면서 MRI(자기공명영상), CT(컴퓨터 단층촬영)촬영을 기본으로 하는 치료법으로 이어져 내려 온 것이다.

전쟁터에서 포탄과 총알로 부상을 당하면 기본적으로 출혈하게 된다. 응급조치가 우선순위가 되어 혈관의 중요성을 강조하게 되었지만 정작 혈액을 만드는 뼈에 대하여는 생각할 겨를이 없었던 것이 바로 서양 의학의 맹점(盲點)이었다.

따라서 서양 의학에서는 뼈 자체에 대한 연구가 없는 즉, 뼈 없는 의술이 되어 의중무골(醫中無骨)이라는 속담이 생기게 된 것이다.

한의술 중국(中國)에서는 중의(中醫)라고 함

한의술(韓醫術)은 언제부터 태동(胎動) 되었을까?
그의 태동은 춘추전국시대(春秋戰國時代)부터 라고 말 할 수가 있다.

서양에서 의학의 아버지 히포크라테스가 있었던 것처럼 동양(東洋)에서는 전설적인 명의 '화타(華陀)'와 '편작(編鵲)'이 있었다. 그들은 모두 춘추전국시대 사람이었다.

그렇다면 춘추전국시대를 야기한 장본인은 누구인가?
바로 영원한 삶, 즉 불로장생을 꿈꾸던 진시황(秦始皇)이다.
전쟁 신무기로서 각종 활을 개발하여 적군을 대량 살상하여 중원을 도모하고 동양의 천하통일을 최초로 실현하였다. 이러한 대규모의 전쟁에서 화살과 창검으로 다친 수많은 부상자들은 근육(筋肉) 위주의 각종 장기(臟器), 혈관(血管), 신경조직(神經組織), 경락경혈(經絡經穴)이 훼손되어 그 치료방법으로 침술(鍼術), 쑥 뜸, 부황 등 응급조치 위주로 개발되어 오늘날에 이르고 있다.

그러나 전쟁터에서 갑자기 발생한 부상(負傷)이 아닌, 일상생활에서 몇 년 또는 몇 십 년 전에 발생하여 잠복기간을 거쳐서 진화되고 발전된 질병(疾病)들은 반드시 뼈를 오랫동안 심도있게 연구를 해야만 발병원인을 정확하게 포착 할 수 있고 질병을 확실히 고칠 수 있는 것이다.

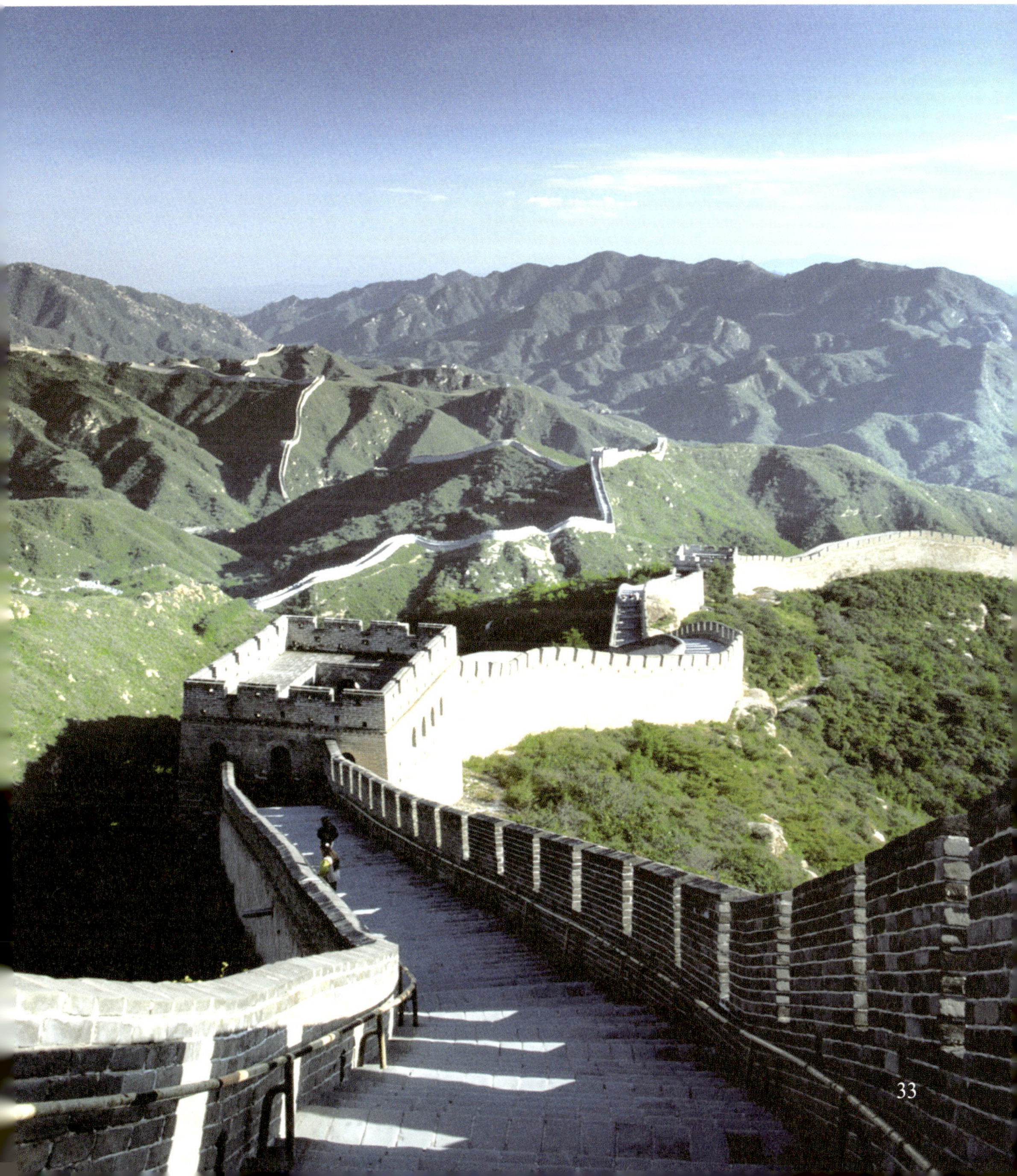

6. 유사 이래 전 인류와 최첨단 현대과학도 못 푼 생명과 질병 수수께끼의 해답

뼈에서 전기를 발전

아직까지 인간이 규명하지 못한 비밀이 있다면 바로 생명의 신비와 질병의 비밀이 가장 우선 순위에 속한다 할 수 있을 것이다. 생명과 질병의 양면성, 신비와 비밀의 이중성을 언제 어떻게 규명하여 인류사회에 내놓을 수 있을까? 필자가 모든 질병의 양면성과 이중성을 연구한 바 그 정체는 바로 전기이며 모든 것은 인체의 뼈에서 발전한다는 것을 알아내었다. 즉 뼈에서 정상적인 발전으로 생기는 전기는 생명의 '신비에너지'이며 이상적 발전으로 생기는 전기는 질병의 '비밀에너지'이다.

따라서 질병의 정체는 이상발전 전기에너지(異常發電 電氣-Energy)이기 때문에 현대과학의 최첨단 의료기기에도 포착되지 않는다는 것을 인류는 알아야 할 때가 온 것이다.

인체전기는 X-ray와 현미경에도 보이지 않으며 특히 이상발전 전기에너지로 인하여 세포조직이 파손되어 세균이 번식하였을 때 발생하는 염증의 증상을 가리켜 질병이라고 속단하고 있다. 그러나 이는 너무나도 잘못된 판단이므로 하루 빨리 이러한 오류에 종지부를 찍고 더 이상

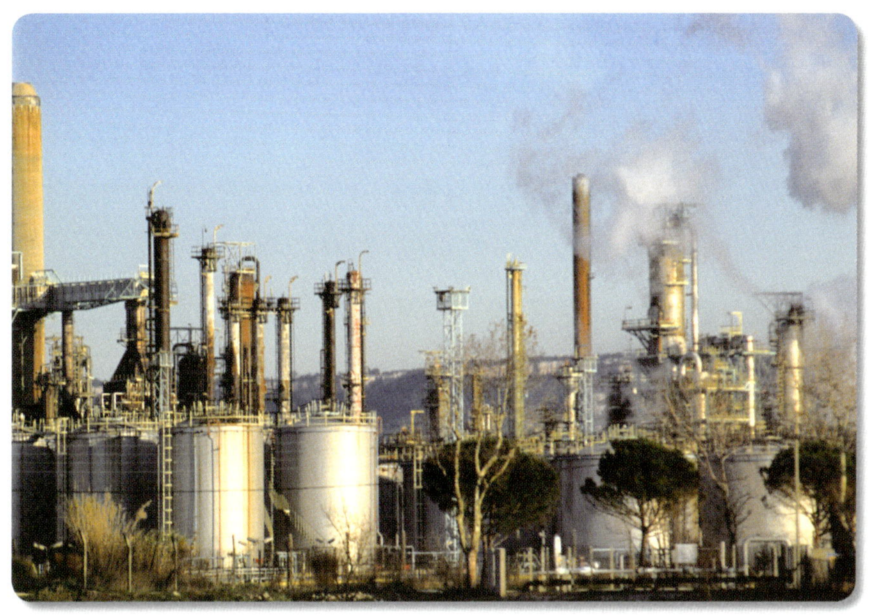

후세들에게 잘못된 의학의술을 넘겨주지 말아야겠다.

젖이나 우유를 먹이면 보채지 않는 갓난아이나 잠을 푹 잘자는 어린아이의 경우 잔병없이 발육하게 된다. 노인들 역시 평생을 숙면하는 사람은 늙어서도 건강하고 기력이 좋은 것을 보게 된다.

그 이유는 인체는 낮에 활동할 때 의식으로 움직이는데 의식력은 움직일수록 전기를 소모한다. 밤에 잠을 푹 잘 때 무의식은 의식의 방해를 받지 않고 전기를 생산하기 때문이다. 몸 안에 정상전기가 충분하면 이상전기가 발전되지 않으나 정상전기가 부족하면 이상전기가 발전된다. 정상 휘발유 값이 폭등하여 품귀현상이 생기면 가짜 저가 휘발유가 유통되는 것과 같은 이치이다.

필자는 이상전기를 발전시키는 원인을 차단하고 정상전기로 회복하는
Bone Cleansing을 완성했다. 살아서는 못 고치고 죽는다는 각종 난치
와 불치병 환자 천명 이상을 치유하였다.

독자 여러분들이 이 책을 좀 더 유심히 읽고 필자가 설명한 대로 실천
해 옮기면 점차적으로 이해가 되며 필자의 주장과 치유실적을 인정하
게 될 것이다.

뼈 전기발전에 대한 기초연구

오늘날 TV를 시청하지 않는 사람은 아예 없다고 해도 과언이 아닐 것이다.
수많은 TV프로그램 중 건강 프로를 접하게 되면 신경 조직과 기능에
대한 설명이 반드시 나오며 신경 조직 기능에 전기 흐름이 나오지만 모
두 이를 지나쳐 버리는 것을 보게 된다.

심지어 프로그램을 준비한 의대 교수나 의사들마저도 전기발생 부분을
결코 핵심적 문제로 다룬 적이 없음을 알수 있다. 그 이유는 전기 발전
에 대해 근원적으로 파헤쳐 볼 생각을 미처 해보지 않았기 때문이다.

오늘날 인류가 그토록 유용하게 사용하고 있는 전기는 미국의 벤자민
프랭클린(Benjamin Franklin)이 어린 시절 천둥번개가 칠 때 연을 날

려 벼락의 전기를 끌어 들임을 시원(始原)으로 한다. 마치 원시인이 불을 사용하게 된 지혜가 열리듯이 인간이 이를 사용하게 된 것이다.

프랭클린은 하늘의 벼락 전기를 인간 사회로 끌어들였고 토마스 에디슨은 전구를 발명하여 전기를 가전제품에 사용하는데 크게 기여하였다.

자! 그러면 필자는 어떻게 공중에 있는 전기입자를 이용하여 질병, 즉 이상전기를 고치는가를 설명하고자 한다.

제일 먼저 간질병을 시작으로 갓난아이의 경기, 신경통 환자들의 통증, 중풍, 당뇨병, 고혈압 치유방법을 연구하면서 뼈에서 전기가 발전함을 알았고 그 이상을 바로 잡음으로 질병을 치유할 수가 있었다.

간질병

1950년 6월 25일, 동족상잔의 피 비린내 나는 전쟁이 돌연히 발발하여 북쪽에 살던 수많은 사람들이 정처 없이 남쪽으로 피난을 가다가 대구지방으로 몰려 온 적이 있었다. 필자는 대구태생으로 그 당시 나이가 세 살이어서 주변 환경에 대해 특별히 기억나는 것은 없으나, 이듬해인 네 살 때부터의 일은 기억이 생생하다. 그 중 한 가지는, 네 살 터울인 여동생을 임신한 어머님께서 구토를 하시는 것을 보고 어머니가 돌아가시는 줄 알고 외할머니 댁으로 달려가서 펄쩍펄쩍 뛰니까 외할머니께서 빙그레 웃으시며 네 동생이 곧 나오려고 그런것이니 걱정하지 말라고 했다. 그 후부터 필자는 명확한 기억력을 바탕으로 웬만한 것은 생생하게 기억해 낼 수 있었다. 어머니가 죽는다는 절박한 공포심과 위험성이 필자의 사고능력을 다른 아이들보다 빨리 일깨워준 것 같았다.

그 때 남달리 빨리 시작된 사고력과 기억능력이 오늘날 '뼈 전기 발전'을 찾아낸 동기가 아닐까 생각된다. 당시 필자는 대구 약령시장에 살고 있었다. 피난민 중에 몸이 아픈 사람들이 약령시장 주위에 노숙을 하고 있던 기억이 새롭게 떠오른다.

그 시절, 수 많은 종류의 환자들 중 제일 먼저 눈에 띄는 사람은 간질병 환자였다. 골목 밖을 나서기만 하면 거의 매일같이 간질병 환자들의 발작을 보았다. 어떤 날은 이 골목 저 골목 가는곳 마다 마주쳐서 하루에도 다섯 번이나 본 적도 있었다. 이런 날은 꼭 머리가 아프고 속이 메스꺼워 참기가 힘들었고 그 발작 형태는 정말 다양했다.

걸어가다가도 앉아서 이야기하거나 밥을 먹다가도 갑자기 발작을 일으켰고, 또 어떤 경우는 노천에서 밥을 짓다가 발작하여 바지에 불이 붙는 환자들도 있었다. 참으로 불쌍하고 측은한 광경이라서 그 때를 생각하면 지금도 눈시울이 젖어진다.

필자는 그들의 발작 현장을 보면 그대로 지나치지 않고 우두커니 서서 환자들이 스스로 일어나 걸어갈 때까지 관찰하기 시작하였다. 그러다가 팔다리가 꽈배기처럼 스스로 꼬이는 엄청나고 무서운 힘이 어떻게 해서 생기는지가 무척 궁금해지기 시작했다. 그 당시는 벼락에 맞아 죽는 사람도 있었고 전기 감전으로 죽는 사람도 더러 있었다. 이러한 일들이 필자 나이 겨우 네 살 적 한 해 동안에 모두 일어난 것이 아니라 몇 년에 걸쳐 일어났다. 나름대로 종합해보니, 벼락은 하늘의 전기요, 전기감전사의 전기는 발전소의 전기이며 간질병은 인체의 전기임을 알 수 있었다.

연구에 의하면 간질병은 두개골 후두부의 전기 배전판의 합선으로 발작하는 것이다. 즉 간질병은 후두부 뼈를 Bone Clinic하면 얼마든지 치유할 수가 있었다. 그리고 필자는 이미 이러한 간질병 환자를 세 사람이나 완치시킨 바 있다.

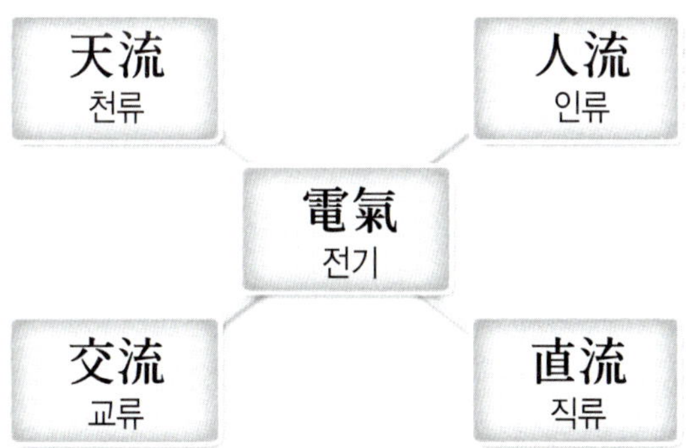

• 천류전기(天流) – 하늘 즉 우주공간에 흐르고 있는 전기
• 인류전기(人流) – 인체생명을 창조하는 인체전기
• 교류전기(交流) – 발전소에서 생산하는 가전제품용 전기
• 직류전기(直流) – 건전지용 전기

갓난아이의 경기驚氣

갓난아이가 경기를 일으키면 간질병 발작과 비슷한 증상을 보인다. 이러한 감전현상은 어디에서 발생하는 것일까?

갓난아이가 무럭무럭 자라나는 것은 어린 시절의 필자에겐 너무나 신기하게 느껴졌다. '무엇이 이토록 쑥쑥 자라게 하는 것일까'를 생각할 때마다 정말 궁금해서 견딜 수 없었다. 먹는 것이라고는 소량의 모유나 혹은 우유뿐인데 말이다. 젖이나 우유는 굶어 죽지 않고 살기 위하여 먹는 것이지 성장발육에 직접 원인이 되는 먹이는 결코 아니다.

그렇다면 무엇일까?

갓난아이는 잠을 잘 자야 빨리 큰다는 어머니의 말씀을 토대로 필자는 갓난아이의 성장발육의 비밀을 풀어낼 수가 있었다. 사람은 깊은 잠을 자면 반드시 호흡소리가 커지고 심호흡을 충분히 하게 된다. 깊은 잠이란 무의식 속에서 자는 잠을 말한다. 잠을 자는 사람은 의식이 없으니 또 다른 무의식이 활개를 칠 수 밖에 없다.

심호흡과 무의식의 만남은 공기 속에 있는 전기 입자를 피부로 대량 흡수하여 뼈로 보내지고 뼈에서 발전을 하는 것이다. 갓난아이는 뼈 성장을 하고 성인은 뼈 청소를 한다. 숙면 후 아침에 일어나면 개운하고 몸이 가뿐하며 가벼운 것은 몸속에 전기가 충만하기 때문이다.

신경통 환자들의 통증

1960년대에 살았던 사람들은 다 알고 있는 일인데 그 당시의 일기 예보는 예보라기보다 형편없는 추측이어서 전혀 들어맞지 않았다.

어느 때인가, 라디오 방송을 청취하고 있었는데 방송국이 기상대 소장을 초빙하여 아나운서와 대담하는 프로그램이 있었다. 그 때 아나운서가 기상대 소장에게 "요즈음엔 일기예보가 잘 맞지 않아서 시민들의 불편이 참으로 많습니다. 이 점을 어떻게 생각하십니까?" 라고 물으니 "가끔 맞을 때도 있는데 시민들은 틀린 것만 기억합니다."라고 응수하는 기상대 소장의 답변을 들으면서 온 식구가 한바탕 웃은 적이 있었다. 그런데 신경통을 심하게 앓는 사람은 다음날 비가 온다는 것을 귀신처럼 정확하게 예견한다는 사실이었다.

"하늘에 구름이 끼어 있는데도 내 몸이 안 아프니 비가 안 올 것이다." 라고 하면 2 ~ 3일 내에 비가 오는 예가 없었다. 그런데 하늘이 맑은데도 신경통 환자가 '내일쯤 비가 올 것'이라고 하면 영락없이 다음 날 저녁이나 늦어도 밤중에는 비가 왔다.

당장 눈에 보이는 하늘의 구름과는 전혀 관계없이 비가 오고 안 오는 것을 정확히 감지하는 신경통 환자들의 예견의 비결은 대체 무엇일까? 비가 내릴 지역에 저기압이 형성되면서 공기 중에 있는 전기 입자가 조밀해지면서 전기 망이 형성된다. 조밀하게 형성된 전기 망에 수분의 미

립자들이 마치 벌레가 조밀한 거미줄에 걸리듯이 수분 결집이 형성된다.

이때 신경통 환자는 신경회로가 상처를 입어서 몸 안의 전기가 누전상태에 있기 때문에 공기 중에 조밀하게 형성된 전기 망과 방전현상이 일어나서 신경이 감전되어 온 몸의 뼈가 쑤시고 아픈 것이다.

비가 올 지역은 항상 전기 입자가 조밀하게 형성되어 있다가 막상 비가 오면 조밀한 전기 망이 해체되기 때문에 신경통 환자들의 통증도 사라져 버린다. 이러한 현상은 '인체의 뼈에서 전기가 발전한다'는 이론을 뒷받침해 주고 있다.

중풍中風

서양의학에서는 이를 뇌경색(腦梗塞)이라고 하며 뇌의 실핏줄이 막혀서 발생한 뇌세포 마비 현상으로 정의를 내리고 있다. 이러한 정의는 결코 바람직한 결론이 못 된다. 특히 뇌혈관 파열현상은 혈관 내에 노폐물이 쌓여서 발생한다고 한다.

의사들은 처음부터 끝까지 혈관만 거론하지만 뼈와 전기의 함수관계를 알아야 중풍을 완치시킬 수 있다. 중풍환자들의 전신의 뼈를 두 시간 가량 천천히 손으로 도장을 찍듯이 꾹꾹 눌러보라. 중풍을 맞은쪽의 뼈조직과 성한 쪽의 뼈조직이 천양지차로 상태가 다른 것을 금방 알 수가 있다. 중풍을 맞은 쪽의 발끝에서 손끝, 머리끝의 뼈조직은 한 부분도 성한 데가 없고, 마치 다시마를 튀기면 울퉁불퉁하게 되듯이 뼈표면이 자갈밭처럼 되어 있다.

뇌 실핏줄이 터지는 이유는 바로 이러한 뼈상태에서는 신진대사가 제대로 안 되어 노폐물이 온 몸에 축적되니까 마지막에 혈관 안에도 쌓이게 되는 것이다. 혈관 밖은 깨끗하고 혈관 안에만 노폐물이 있는 것이 결코 아니다.

의학이 해야 할 일은 혈관 밖을 깨끗이 하는 방법을 연구해야 마땅하다. 혈관 밖이 먼저 깨끗해져야 비로소 혈관 안이 자연히 깨끗해지기 때문이다. 혈관 밖이든 안이든 깨끗이 할 수 있는 매개체는 천류(天流)전기와 인류(人流)전기밖에 없다.

하천을 오염시키지 않기 위하여 공장의 폐수를 정화할 때도 바로 전기분해 방법을 사용한다. 전기 없이는 폐수를 정화하지 못하듯이 인체도 전기가 없이 노폐물을 정화할 수 없다.

중풍을 고치려면 쇠붙이로 장애발생 부분의 뼈를 누르고 문질러야 한다. 뼈 돌기를 전부 없애면 비포장도로가 포장도로로 변해 뼈에서 순조롭게 발전을 하여 중풍을 맞은 쪽이 재생되면서 정상인으로 돌아갈 수 있다. 여기에서도 뼈와 전기의 존재를 증명할 수 있다.

당뇨병糖尿病

1950~1960년대 우리나라 국민은 대다수가 굶주리며 살았다. 그시절 서민들은 당뇨병 환자가 거의 없었다 해도 과언이 아니다. 당뇨병을 일명 부자병(富者病)이라고 부르던 것을 미루어 봐도 충분히 짐작할 수가 있다.

그런데 1970년대부터 중화학공업이 육성되고 제약회사들이 대형화되면서 국민 모두가 화학성분의 약을 대량으로 복용하기 시작하여 몸의 자연생태계가 완전히 파괴되어 버렸다. 중화학공장의 폐수가 하천을 오염시켜 자연생태계를 파괴하듯이 인체에도 똑같은 현상이 발생한 것이다. 요즈음에는 초등학교 학생들도 당뇨병이 발병하고 있다. 바로 약물의 과용, 남용, 오용으로 발생되는 자연현상이다. 이렇듯 화학약품은 뼈속에 들어가면 치명적인 손상을 일으킨다.

또한 1970년대부터는 각종 물자의 수출증대로 국민소득이 상승하여 과식, 과음, 폭식, 폭음의 음식문화가 일어나면서 오히려 영양 과잉으로 질병이 발생되기 시작했다. 이 경우 식습관을 바꿔야 함에도 불구하고 화학약품만 과다 섭취하여 설상가상으로 인체를 황폐화, 초토화시키고만 있으니 어찌 당뇨병이 국민대중 질환이 안 될 수가 있겠는가! 과식

이나 약물 과용은 인체의 뼈를 파괴하여 당의 분해기능을 마비시켜 당
뇨병을 일으킨다. 그러나 **뼈전기는 당을 분해할 수 있다.** 그런 방법으
로 뼈기능을 회복하면 당뇨병을 완치시킬 수가 있는데 그 방법은 바로
하반신 심호흡과 Bone Clinic이다.

고혈압高血壓

선량한 시민이 밤길을 걷다가 조직폭력배를 만나면 꼼짝없이 봉변을
당하게 되는 것처럼 사람들이 일상에서 살다가 갑자기 고혈압증이 생
기면 자신도 모르게 봉변을 당하게 된다. 어떻게 하면 인간이 고혈압의
봉변을 피할 수가 있을까? 우리는 먼저 고혈압이 왜 생기는가를 제대로
알아야 할 것이다. 기존의학은 과연 제대로 알고 있다고 말할 수 있을까?
만약 알고 있다면 그들은 결코 화학약품으로 환자를 고치려고 시도하
지 않았을 것이다.

왜냐하면 **고혈압의 원인은 혈관속에 있는 것이 아니고 혈액을 만드
는 뼈속에 있기 때문이다.** 따라서 혈압계로 혈관을 잴 것이 아니라 뼈
압(骨壓)을 재는 것이 마땅하다.

콜레스테롤(Cholesterol)은 혈관속에 있는 양보다 뼈속에 수십 배 더
많이 축적되었을 때 비로소 혈관속으로 침투하게 된다. 고혈압을 고치

려면 뼈속에 꽉 차 있는 저밀도 콜레스테롤을 여지없이 분해해야 한다. 뼈전기가 뼈속에 있는 콜레스테롤을 분해하는데 그 방법은 **하반신 심호흡과** Bone Clinic으로 할 수가 있다.

지맥地脈은 지기地氣를 흡수하여 운용한다

사람이 걸으면 발에 자극이 가서 지기(地氣)를 흡수하여 발등을 거쳐 무릎을 지나 앞가슴, 얼굴을 거쳐서 이마의 상단전(上丹田)까지 올라간다. 지형 굴곡을 형성하는 지기(地氣)는 인체의 돌출부분을 형성한다. 그래서 인체의 앞쪽에 모든 돌출부분이 있는 이유가 설명될 수 있다. 근심 걱정을 유난히 많이 하고 생각을 골똘히 하며 걱정이 팔자인 사람들은 땅의 느낌 부족과 생각 결핍으로 얼굴 윤곽이 뚜렷하지 못하고 신체 앞면의 돌출부분이 탄력을 잃어서 모두 축 처지는 현상을 초래한다. 그래서 가벼운 운동으로도 땅의 자극을 충분히 느낄 수 있는 등산으로 지형의 굴곡을 눈으로 보고 느낀다. 또한 발의 느낌으로 굴곡의 완연함을 자신도 모르게 지기(地氣)로, 지맥으로 흡수하여 결핍된 지기를 보충시켜 건강에 큰 도움을 받게 한다.

인간은 하늘을 알고 땅을 알아야 건강할 수 있다

인간은 하늘과 땅 사이에 있는 반천 반지(半天 半地)의 존재이다. 인간이 살아있을 때 생명의 모든 기능과 역할은 하늘이 절반을 움직이고, 땅이 절반을 움직인다. 사람이 죽으면 영혼은 하늘로 올라가고 육체는 땅으로 돌아가 영육이 양분되어 버리는 것이다.

아무리 돈을 많이 벌어서 쌓아 둔다 해도 인간의 삶은 결국 공수래공수거(空手來空手去)이므로 이 사회의 돈 많은 사람들은 이 평범한 진리를 제대로 깨우쳐서 여유로운 돈은 후세교육과 사회발전을 위해 희사함이 마땅하다는 생각이 든다. 모두가 그런 것은 아니겠지만 많은 재산을 상속 받는 자식들 간에 눈살 찌푸리게 하는 광경을 필자도 종종 보고 있기에 걱정스러워서 하는 말이다.

돈 많은 사람들이 사사로운 욕심을 버리고 사회와 더불어 공생할 수 있는 더 큰 도량을 가진다면 우리 민족은 인류 사회에 공헌하여 만세(萬世)에 칭송을 듣게 될 것이다.

우리 민족의 건국이념이 홍익인간(弘益人間)이라는 사실을 상기하자. 현재는 고작 철도공사의 봉사단체 홍익회와 서울의 홍익대학교가 '홍익(弘益)'이라는 명사를 사용하고 있다. 앞으로는 우리 민족이 진정으로 인류를 위한 큰 발판과 힘이 될 수 있는 진정한 홍익정신이 도래되기를 바란다.

7. 갈비뼈의 신비한 능력

병든 갈비뼈를 Bone Clinic으로
모든 장기 이식 수술을 하지 않고도 질병 치유

갈비뼈를 연구하게 된 이유

필자는 24세 때 식물인간이 되었다가 1년 만에 다시 소생하는 일을 겪었다. 돌아누우려고 몸을 뒤척일 경우 갈비뼈가 비스킷 과자처럼 부서지는 것 같은 느낌이 들어 처음에는 내 자신 스스로가 피해망상적인 정신병이 아닌가라는 걱정이 들정도였다. 불과 3~4년 전에만 해도 기왓장을 30장, 벽돌 3장을 깨었고 조직폭력배 30여명을 단숨에 격퇴시키던 막강했던 나의 뼈가 비스킷처럼 되었을 리가 만무하다고 부정하였지만 나 역시 지난 1년간 식물인간이 되었던 때가 있었음을 상기했다. 지금 느껴지는 현상을 현실적으로 인정하고 대책을 마련해야 하겠다는 생각이 불현듯 엄습, 결국 갈비뼈를 보강하는 연구에 몰두하기 시작하였다.

그러나 수년간 갈비뼈 치료에 관한 서적을 찾아보고 양방, 한방 전문의들한테 알아보았으나 아무런 도움을 받지 못하다가 마지막으로 다다른 곳이 성경책이었다. 창조주께서 진흙으로 하나님 형상을 닮은 모양을 만든 후 생명을 불어넣어 최초의 인간 아담을 만들어 놓고 아담의 짝인 이브를 만들 때 또 다시 진흙으로 이브를 만들지 않고 아담의 갈비를 하나 뽑아서 인간 제 2호 이브를 만들었다고 했다.

필자는 특유의 궁금증과 호기심이 강렬하게 작용하기 시작하였다. 왜 하나님이 아담을 만들 때처럼 진흙으로 만들지 않았을까? 손에 흙을 묻히는 것이 귀찮아서 그랬을까? 손에 흙이 묻는 것을 귀찮아 할 정도라면 6일 동안에 천지를 창조하지도 않았을 것이다. 몸 안에 여러 가지 뼈들도 많은데 왜 굳이 갈비뼈를 뽑아내었을까? 갈비뼈는 한 대쯤 뽑아내어도 별로 표시가 나지 않았기 때문에 그렇게 했을까?

천지 만물을 창조한 전지전능한 창조주가 이브를 만들기 위하여 온갖 방법이 다 있을 것인데 굳이 갈비뼈로 이브를 만든 것은 후세 인간들에게 분명히 인간 재창조의 비밀을 암시하는 것이 아니겠는가?

지금 나 자신이 식물인간의 상태에서 가까스로 빠져 나왔으나 아직 폐인의 상태로 정상적인 인간이 되려면 생명의 대소생력(大小省力)이 폭발이 되어야 하는 시점에서 내 몸의 갈비뼈에 대하여 유독 취약함을 느끼고 있었다. 갈비뼈 한 대가 이브를 만들듯이 내 몸의 갈비뼈를 건강하게 할 수 있다면 다시 과거의 건강하고 튼튼한 몸을 만들 수 있다고 생각했다. 갈비뼈 단련을 위하여 손과 쇠토막으로 몸의 갈비뼈 주위를 문지르기 시작하였다.

갈비뼈가 감싸고 있는 모든 장기들이 소생하기 시작하면 연령을 초월한 건강한 몸을 가지게 된다. 오늘날 장기의 기능이 저하되어 심장을 비롯한 온갖 장기 이식수술을 하고 있다. 장기 이식수술을 대기하고 있는 환자들이라도 수술실에 들어가기 전 몇 달간 대기 기간에도 매일 몇 시간씩 갈비뼈를 부드럽게 문질러주면 장기 이식수술을 취소하게 되는 기적을 체험하게 된다.

갈비뼈를 치료하는 방법
www.miraclehealth.net 의 동영상을 보면 된다.

8. 생명(0)과 생존(1, 2, 3)

누구든지 일상생활을 하는 과정에서는 생명이 얼마나 절실한 것인지를 느낄 기회가 없다.(현재 이 순간에 살아있기 때문에 항상 살아있는 것으로 착각한다) 그러나 죽을 고비를 넘겨본 사람이나 실제로 죽었다가 되살아난 사람들은 생명이란 어떤 것인지 비로소 느끼고 깨닫게 되는 것이다.

우리는 생명과 생존을 명확히 구별하여야 한다. 두 가지를 구별할 줄 알아야 생명을 구하려면 어떻게 해야 하며 생존을 위해서는 무엇을 해야 하는지도 알 수가 있기 때문이다. 21세기가 시작된 지 벌써 7년이 지났건만 아직도 사람들은 이를 구별하지 못하고 있다. 건강을 위해서는 꼭 먹어야 할 것이 무엇이며 질병을 고치기 위해선 무엇을 반드시 먹어야만 된다는 생각을 아직까지 떨쳐버리지 못하고 있음이 그 증거이다. 필자는 어린 시절 아래 두 경험으로 일찍이 생명과 생존을 구분할 수 있었다.

生命然後　생명을 먼저 보장 받아야

生存活在　생존을 활발하게 할 수 있다

시아버지와 며느리 밥상

필자는 어릴 적에 외할머니 집에 놀러 갔다가 저녁밥을 먹는데 외할머니께서 그 동네에서 일어난 한 노인의 사망 소식에 대해 말씀하시기를 '어느 노인이 오늘 아침에 세상을 떠났는데 그 집 며느리가 아침상을 차려서 시아버지 방에 갔다 드렸다가 상을 치우려고 다시 방에 들어갔더니 이미 세상을 떠났다'고 하셨다. 이 말을 들은 뒤 곰곰이 생각해 보았다. 사람이 살려면 필요한 물이나 밥이 다 밥상 위에 있는데 그것을 보고도 죽는다는 것은 밥상에는 없는 그 무엇이 있어서 노인이 죽은 것이다. 그렇다면 그 빠진 것이 과연 무엇일까?

「밥상에 없는 그 무엇이 빠졌을까?」

생존을 하기 위하여 호흡을 한다.(생존1)

생존을 하기 위하여 물을 마신다.(생존2)

생존을 하기 위하여 음식을 먹는다.(생존3)

그런데 생존을 있게 하는 것은 생명이다.

생명을 유지하는 것은 바로 전기다.(생명0)

생명의 0순위가 바로 전기인 것이다.

숨이 멈춰진 환자를 응급실에서는 심장에 전기 충격을 가한다. 여기에서 현대 의술에서 마지막으로 시도하는 것 또한 전기 사용임을 알 수 있다. 인체 전기와 교류 전기와는 엄연히 다르지만 그래도 종말의 시도가 전기임을 볼 때「생명은 즉 전기다」라고 말할 수 있다.

정전과 라디오 꺼짐

1950년대 중반 우리나라의 전력사정은 정말 좋지 않았다. 저녁마다 수시로 정전이 되곤 했는데 매일 저녁 적게는 5회, 많게는 10회 이상 정전이 됐다. 전기가 나가면 촛불이나 등잔불을 켰고 재미있게 듣던 라디오도 동시에 꺼져버렸다. 요즘 말로 정말 스트레스 받는 일이었다. 전기가 나가면 전구도 방송되던 라디오도 동시에 꺼져버린다. 사람도 생명이 꺼지면 죽는다. 사람이 죽는다는 것이 라디오가 꺼지는 것과 다를 바 없다. 따라서 전기가 있을 때 사람도 살고 정전이 되면 사람도 라디오가 꺼지듯이 죽게 된다는 논리가 된다.

외할머니댁의 동네 노인이 갑자기 돌아가신 원인도 갑자기 정전이 된 데에 있었다. 며느리가 차려온 밥상 메뉴에 '전기'라는 음식이 없었기 때문이다. 사람이 오래 살려면 몸 안에 전기를 오래 켜둘 수 있는 방법을 연구하여야 한다.

필자는 인체의 뼈에서 전기가 발생한다는 사실을 인류 최초로 알게 되었다. 모든 질병의 발생 원인을 규명하면서 동시에 모든 질병을 뼈에서 고치는 법을 연구하여 마침내 Bone Cleansing을 완성하였다.

9. 표리부동表裏不同한 인간의 몸

표리부동(表裏不同)이라는 원래의 뜻은 사람의 마음이 겉과 속이 다른 이중인격자를 지칭하는 말이다. 이 말은 인간의 몸에도 그대로 적용할 수 있다. 세수나 목욕을 하면 피부의 겉은 깨끗해지지만 몸속은 여전히 더러우니 안팎이 서로 달라서 표리부동이라는 것이다. 그나마 칫솔의 발명으로 입 안은 깨끗이 할 수 있으나 몸 안에 대해선 속수무책이다. 아무리 양치질을 부지런히 한다 해도 오래지 않아 치아표면에 치석(齒石)이 끼고 충치가 생겨 치료에 많은 노력을 기울여야 한다. 음식물을 씹는 동안 잠시 머무는 입 안에도 충치가 생긴다. 하물며 음식물 찌꺼기가 온종일 아니 죽는 순간까지 소화기관이나 배설기관에 쌓여 썩고 있는데 어찌 몸 안의 뼈들이 충치처럼 상하지 않을 수가 있겠는가!

필자는 몸속의 뼈들이 썩지 않는 방법을 오랜 세월 연구하였다. 그 결과 **치유봉으로 끊임없이 매일 전신의 뼈를 문질러주면 오염된 뼈세포가 떨어져나가 체외로 배설이 되고 새로운 뼈세포가 재생**된다는 것을 발견하였다.

10. 90%는 모르고 10%만 알아서는 병을 못 고친다

우리는 사물의 중요성을 백분율(%)로 비중을 표시한다. 그래서 90%이면 절대적 중요성을 인정하며 10%이면 상대적 보편성으로 분류한다. 제대로 건강을 유지하고 질병을 고치려면 인체의 90%가 무엇인지를 반드시 알아야 한다. 이제까지 인류는 이 90%가 눈에 바로 보이지 않기 때문에 절대적인 존재를 모르며 살고 있는 것이다.

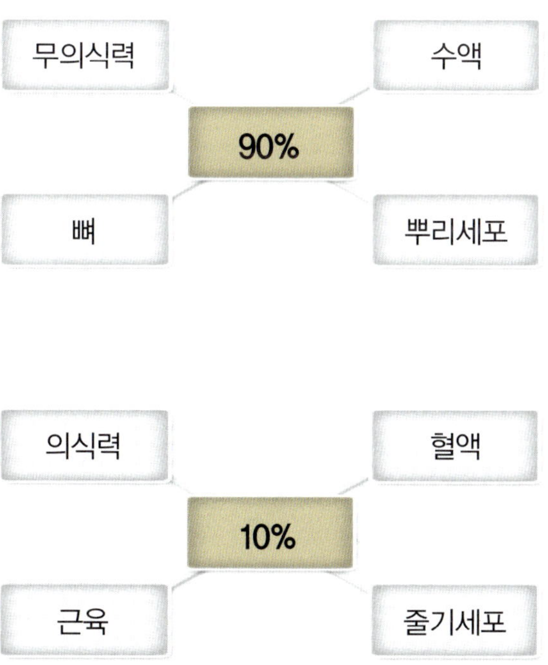

인간 능력의 90%는 무의식속에 있다

인간의 의식력(意識力)은 10%에 불과하다. 그러므로 사람은 10% 의식력 위주로 사는 사람과 90% 무의식력 위주로 사는 사람으로 나눌 수 있다. 그날 그날 일상생활에 쫓겨 깊은 생각을 할 수도 없고 하고 싶지도 않는 사람들은 인간적인 매력이 없다. 그런 사람들은 대화를 해 보면 곧 분간할 수가 있다.

90%의 무의식력(無意識力)을 사용하는 사람은 어떤사람인가? 생각이 깊고 연구를 많이 하고 상상력을 펼쳐서 자아발전 · 사회발전 · 인류발전에 기여하고 봉사하는 사람들이다. 인간의 위대한 능력은 무의식력을 개발했을 때 표출된다. **무의식력은 근육에서 나오는 것이 아니라 뼈에서 나온다**는 사실을 우리는 알아야 할 것이다.

인체 내 물의 90%는 수액樹液이다

고혈압(高血壓) · 당뇨병(糖尿病)의 근본적인 원인은 90%의 수액에 있다는 것을 우리는 알아야 한다.

필자는 수액을 정상화시켜 고혈압과 당뇨병을 완치시켰다. **동맥의 혈액이 동맥 모세혈관(毛細血管) 밖으로 나올 때 수액으로 바뀌었다가 정맥 모세혈관으로 들어갈 때 다시 혈액으로 바뀐다**는 사실을 아는가?

이것이 바로 생명의 신비이며 이러한 관리는 뼈에서 전기로 조절한다. 이 때 이상전기가 있으면 온갖 질병이 발생하고 정상전기 상태이면 계속 건강을 누리게 되는 것이다.

필자는 이 사실을 발견하고는 왜 창조주는 동맥혈액을 수액으로, 수액을 다시 정맥 혈액으로 바뀌도록 어렵고 복잡하게 인체기능을 만들었는가를 연구하였다. 인체 100조 세포에 낱낱이 산소 · 물 · 영양분을 보내기 위한 순환 회로를 조종하기 위하여 대동맥은 양(+)전기, 대정맥은 음(-)전기를 사용하기 위한 것임을 알았다. 인간의 짧은 지식으로 혈관 내에 콜레스테롤을 없애야 된다고 혈액 용해제를 넣어 혈액 순도 이상을 일으켜 심장병 환자를 만들었다.

당뇨병의 혈당을 분해한다고 당분해제를 만들어 혈액 구조 변이를 일으켜 온갖 부작용을 초래하고 있는 작금의 현실을 바로잡아야 한다.

뼈의 무게는 90%이며 근육의 무게는 10%이다

체중의 70%는 물이고 물 무게를 뺀 30% 가운데 90%가 뼈 무게이며 10%가 근육의 무게다. 그렇기에 우리는 건강을 위하여 뼈에 가장 많은 신경을 써야 하는 것이다. 어떻게 하는 것이 뼈에 관심을 가지고 신경을 쓰는 것일까?

부엌에 가서 티스푼 하나를 가지고 와서 스푼 끝으로 독자 여러분의 머리 전체를 꾹꾹 눌러보라. 그리고 손가락을 위시하여 전신을 다 눌러보라. 정강이, 발목, 발등, 발뒤꿈치, 발가락뼈까지 누르면 필자가 더 이상 설명할 필요가 없을 것이다. 우리 몸의 뼈가 얼마나 병을 가지고 있는지를 스스로 깨닫게 된다. 이제부터 여러분은 90%인 뼈에 초점을 맞추고 관심을 가져야 한다.

뼈의 무게는 뼈 자체 무게와 혈액을 만들기 위한 수분을 다량 흡수하여 보존하고 있기 때문이다. 독자 스스로가 자신의 몸에 있는 뼈를 모두 빼고나면 무엇이 남을지 한 번 상상해보라. 그러면 뼈의 무게가 90%라는 필자의 주장을 납득하게 될 것이다.

뿌리세포는 90%이며 줄기세포는 10%이다

인체를 구성하고 있는 100조개가 넘는 체세포(體細胞)는 뿌리세포와 줄기세포로 나누어진다. 뿌리나 줄기는 식물체에 쓰는 용어지만 인체에도 그대로 적용된다. 인체의 뼈는 근육과 비교할 때 나무라고 볼 수 있다. 뼈는 나무의 생존방법과 그 원리가 같기 때문에 앞서 수액(樹液) 즉 나무의 물이라는 표현을 쓴 것이다. 인체의 뼈 세포기능은 뿌리세포가 조정한다. 인체 생명회로구조(生命回路構造)의 90%는 뿌리세포로 형성이 되어있다. 우리 인간들은 이 비밀을 모르고 있는 반면, 질병들은 이미 이 사실을 알고 이상전기(異常電氣) 질병들을 세포증식을 통해 온 몸의 뼈에 뿌리세포를 거미줄처럼 마치 시신을 염할 때 에워싸듯이 감아놓고 있음을 만시지탄(晩時之歎)이지만 필자는 연구를 거듭해오는 과정에서 알게되었다.

이런 사실을 직접 확인하고자 할 경우에는 치유봉으로 머리끝서부터 발끝까지 샅샅이 한 번 긁어보면 비로소 알 수 있다. 이 질병의 뿌리세포는 10%의 줄기세포를 갉아먹는다. 수술로 줄기세포를 이식(移植)하더라도 다시 갉아먹어 버린다. **줄기세포를 수술할 것 없이 티스푼으로 질병 뿌리 세포를 긁어버리면 대자연의 법칙 때문에 스스로 줄기세포가 재생**이 된다.

줄기 세포 연구에 헛된 돈을 낭비하는 것은 잘못된 것이다. 그러므로 필자는 줄기 세포 연구팀이나 투자가들에게 이 티스푼 사용법을 알려주고 싶다.

11. 뼈의 기능은 무엇인가?

뼈에 대한 상식과 기능

우리 인간들은 일상생활을 영위하기 위하여 하루를 24시간으로 정해 놓고 세상의 모든 삶을 꾸려 나가고 있다. 모든 사람들은 갖가지 직업에 종사하면서 하루를 바쁘게 지내고 있다. 심지어 할 일 없는 백수(白手)들은 매일 노는 것이 일이지만 노는 일이 더 바쁘다고 너스레를 떤다.

주부들도 마찬가지다. 아침식사 후 설거지, 점심식사 후 집안 청소 좀 하다 보면 저녁 준비, 저녁 식사 후 빨래 손질을 좀 하다 보면 편안히 잠을 잘 시간조차 부족하다. 편한 숨 한 번 쉬어볼 겨를 없는 삶의 굴레 속에서 눈에 빤히 보이는 것조차도 제대로 할 시간이 없다. 당장 눈에 보이지 않는 뼈에 대하여는 관심과 신경을 쓸 겨를이 없는 것은 어떻게 보면 당연한 일인지도 모른다.

누구든 뼈가 부러지기 전에는 무관심하게 산다. 그러나 만수무강을 생각한다면 '뼈가 먼저 만수무강을 해야 사람이 만수무강 할 수 있다'는 사실을 알아야 한다. 지금 여러분은 이 말에 전혀 실감도 동의도 할 수 없을 것이다. 당장 부엌에 가서 티스푼을 가지고 와서 머리 두개골부터 손끝, 발끝까지 꾹꾹 눌러보라.

평소에 무심코 좀 불편하고 가끔 아프다고 느낀 적이 있는 부위의 뼈는 극심한 통증을 느끼게 될 것이다. 온 몸의 뼈를 티스푼으로 눌러본 사람은 누구나 할 것 없이 '이거 정말 장난이 아니네.'라고 놀라면서 자신의 무지를 실토하게 될 것이다.

뼈의 표면에는 수많은 돌기들이 돋아나 있는데 이곳을 티스푼으로 문질러 보면 자갈밭처럼 요철(凹凸)이 심한 것을 곧 알 수가 있다. 이제부터 **'뼈에서 발생하여 질병이 만발했을 때 비로소 근육에 나타난다'**는 새로운 건강 상식을 가져야 한다. 꽃이 만발하면 보기가 좋겠지만 뼈에 질병이 만발하였다면 특단의 대책을 강구(講究)하지 않으면 안된다.

이 책에 모든 것이 들어 있으므로 차근차근 읽어나가면서 한 가지씩 배워 스스로 실행해 보기 바란다. 그러면 놀라운 경험을 하게 될 것이다.
뼈의 기능은 근육의 기능과 상반(相反)되는 개념으로 그 역할이 서로 다르므로 우리 생명의 절대권을 쥐고 있는 뼈의 기능부터 알아야 한다.

뼈가 전기를 만든다

뼈는 인체 생명의 결정적 요소인 전기를 생성한다. 이 전기는 가정용 교류 전기와도 다르고 배터리용 직류 전기와도 다르다. **순수 자연적인 인체용 전기는 육체적, 심리적, 정신적, 영혼적으로 그 흐름이 연결된다.**

영혼적으로는 신앙심으로 기도를 하고,

정신적으로는 대 야망을 가지고 역사를 창조도 하며,

심리적으로는 사랑과 우정으로 인간 사회를 움직여 나가며,

육체적으로는 생명활동을 하여 자신을 움직이고 있디.

이러한 다목적이면서 다용도성 인체 내의 전기는 ① 두개골로 하늘의 에너지를 받아들여 등줄기를 타고 골반을 거쳐 발목에 이르며 발 뼈는 땅의 에너지를 받아들여 앞가슴을 타고 얼굴로 올라간다. ② 밤에 깊은 잠을 잘 때 무의식 상태에서 기문(氣門)이 열려서 공기 속에 있는 전기 입자(粒子)를 흡수하여 뼈 속으로 들여와 전기를 만든다. 집 안의 전기가 꺼지고, 가전제품의 전기와 자동차의 전기가 꺼지고 그리고 인체의 전기도 꺼질 수가 있다. **'인체의 전기'**는 처음 들어보는 말이겠지만 너무나 중요하다. 인체의 전기는 바로 삶과 죽음을 판가름하는 초점이기 때문이다.

인체에서 자연생약이 만들어 진다

환자들의 최고 소망은 자신의 병을 꼭 고칠 수 있는 명약을 구하는 것이다. 그래서 누구나 세상에서 가장 좋은 약을 만드는 제약자(製藥者) 또는 제약회사의 약을 원하게 된다.

이 세상에서 가장 완전한 약을 만들어내는 약품이나 제약공장을 반드시

찾아내려고 하는데 그것이 바로 자기 자신의 몸 안에 있음을 알지 못한다. 예를 들어 백혈병을 고치는 골수(骨髓)는 제약회사에서 만든 것이 아니고 인체가 자체적으로 만드는 것이며 질병과 싸우는 백혈구 역시 인체가 만들어낸다. 이렇듯 백혈구까지 만들어내는 인체가 왜 명약을 만들지 못하는가?

그 이유는 몸 안에 쌓인 배설물과 노폐물의 썩은 독이 뼈 속으로 침투하여 마치 홍수로 공장이 침수되어 가동이 중단 되듯이 기능을 마비시키기 때문이다. 체내의 제약공장을 재가동(再稼動)시키기 위해서는 Bone Clinic으로 뼈를 깨끗이 하면 다시 자연생약이 체내에서 스스로 만들어져 질병을 치유하게 된다.

영양을 관리한다

건강한 뼈를 가지고 있는 사람은 영양관리가 잘 되므로 비만(肥滿)하지 않다. 운동을 전혀 하지 않아도 상관이 없다. 운동은 뼈에 자극을 줄 뿐 뼈 자체를 건강하게 하는 직접적인 방법이 아니기 때문이다.

건강한 뼈란 깨끗이 관리한 뼈를 말하며, 운동은 신체기능향상에 다소 도움을 주는 정도이지 운동으로 뼈가 깨끗해질 수는 없다. 달음박질 하는 사람들이 아무리 빨리 달려도 몸의 때가 떨어지지 않는 것과 같다.

뼈를 깨끗하게 유지하는 사람은 과식, 과음을 하는 예가 없다. 그러나 비만한 사람은 뼈가 부실하다. 뼈에서 영양관리가 되지 않기 때문에 몸 안에서 자꾸만 쌓이기 때문이다. 영양관리를 잘 하기 위해서는 뼈를 건 강하게 해야 하고, 뼈가 건강 하려면 반드시 뼈가 깨끗해야 하며, 뼈가 깨끗해지기 위해서는 결국 Bone Clinic을 해야 한다.

수액 樹液 을 관리한다

인체의 약 70%는 물이다. 이런 점에서 볼 때 인체는 물통 그 자체라고 할 수 있다. 눈에서는 눈물이, 코에서는 콧물이, 입에서는 침이, 전신 피부 땀구멍에서는 땀이, 방광(膀胱)에서는 소변이 매일 몇 차례 수도 꼭지처럼 배출되며 감기 몸살이 심할 때면 콧물이 맹물처럼 줄줄 흐르 는 것을 우리는 체험한다. 이러한 체내의 물 관리는 어디서 하는 것일까? 혈액을 생성하는 뼈에서 관리하는 것이다. 이런 사실들을 우리가 알면 고혈압, 당뇨병을 고칠 수 있는 치유법이 나온다. 고혈압과 당뇨병은 단지 혈액에 이상이 있을 뿐이지 근본적인 원인은 혈액에 있는 것이 아 니고 수액에 있다. 질병을 제대로 고치려면 근본적인 원인을 규명(糾明) 했을 때만 가능하다. 즉 **고혈압과 당뇨병을 고치려면 혈액이 아닌 수 액에 초점을 맞추어서 수액을 정상화**시켜야 한다.

수액을 정상화시키려면 Bone Clinic을 매일 한 시간씩 6개월에서 12개월간 지속하면 뼈세포가 정상화되고, 뼈세포가 정상화되면 수액이 깨끗해지고, 수액이 깨끗해지면 혈액이 깨끗해져서 고혈압, 당뇨병이 완치된다. 수액과 혈액의 연구는 필자가 초등학교 3학년 때로 거슬러 올라간다.

자연 시간에 심장의 가로막에 대하여 공부할 때였다. 가로막은 심장에서 박동을 하며 혈액을 뿜어낼 때 한 번 뿜어내고 재차 뿜어낼 사이에 혈액이 심장으로 다시 들어오지 않게 막아주는 중요한 역할을 한다는 것이었다.

수업이 끝나고 귀가하면서 집에 있는 우물펌프가 생각났다. 펌프에도 가로막이 있었기 때문이다. 펌프 안에도 고무 막이 있어 물이 펌프 안에 고여 있도록 설치되어 있다. 이 고무 막이 닳아버리면 물이 바닥으로 흘러 들어가 바가지로 여러 차례 물을 부어 가며 펌프질을 해야 다시 물이 나오게 된다. 그러나 고무 막이 닳으면 새로 교체하면 되겠지만 나의 심장 안에 있는 가로막이 닳아버리면 어떻게 할 것인지 큰 고민거리가 아닐 수 없었다.

그래서 집에 돌아오자마자 자연책을 꺼내어 인체 해부도를 요모조모 유심히 살펴보았다. 그런데 심장에서 대동맥이 나와서 모세혈관까지 거슬러 가서는 그곳에서 뚝 끊어져버린 것이다. 즉 대정맥의 모세혈관과 연결되지 않았던 것이다. 너무나도 깜짝 놀랐다.

처음에는 내 책의 인쇄가 잘못된 줄 알고 친구 집에 가서 확인도 해보았으나 친구들의 책에도 역시 그림이 같았다. 동맥 끝과 정맥 끝이 끊어져 있는데 어찌 혈액이 심장으로 도로 들어갈 수 있단 말인가!

참으로 재미있는 사실이었다. 언젠가는 밝혀지겠지 하며 지나쳐버렸고 세월은 마냥 흘러 중학교 2학년이 되었다. 물상(物象)시간에 전기 도금 현상(鍍金現象) 실습이 있었는데 선생님께서 학생들에게 실험 용기에 물을 붓고 소금을 넣고 양(+), 음(-)전극(電極)을 넣으라고 하셨다. 순간적으로 머리에 섬광이 번뜩임을 느꼈다.

인체 안에는 물이 있고 염분(鹽分)이 있으니 대동맥은 양(+)전극이고 대정맥은 음(-)전극이 아니냐. 바로 전기 도금 원리가 인체 혈액 이동 원리임을 알았다. 대동맥의 혈액이 혈관 밖으로 나와 몸 안의 모든 세포의 하나하나 개체에 산소, 물, 영양분을 공급하고 다시 대정맥의 음(-) 혈관으로 들어가는 혈액으로 바뀌는 것이다.

다시 말해서 혈액이 수액으로 바뀌었다가 수액이 또 다시 혈액으로 바뀌는 현상을 알게 되었다. 그렇다면 혈액보다 양이 많은 수액을 연구해야 정답을 얻는다고 생각했는데 나의 생각이 그대로 적중하였다. 수액은 뼈에서 관리함으로써 혈액을 만드는 것이다. 이 모든 작용은 뼈에서 전기를 만들기 때문에 가능한 것이다.

기력氣力을 관리한다

남성이나 여성이나 뼈가 튼튼한 사람이 힘이 센 것을 우리는 상식적으로 알 수 있다. 남성이 뼈가 튼튼하면 기운이 세고 정력이 강하며, 여성의 경우 골반이 잘 발달되어 있으면 아기를 쉽게 잉태하고 분만하는 것을 우리는 주위에서 흔히 볼 수가 있다.

1960년대 한국에서는 선생님들이 학생들에게 체벌을 가하는 것을 교권(교사의 권리)으로 인정받을 때였다. 이때 선생님에게 매를 맞지 않은 남학생이 과연 얼마나 있었을까? 여러 선생님에게 매를 맞다 보면, 뚱뚱한 선생님의 손맛, 깡마른 선생님의 손맛이 전혀 다름을 알 수 있었다. 뚱뚱한 선생님의 손맛은 삶은 호박 맛이나 깡마른 선생님의 손맛은 차돌 맛이었다. 여기에서 비만한 체질은 뼈의 밀도(密度)가 부실하여 기력이 떨어진 경우이며 깡마른 체질은 뼈의 밀도가 충실하여 기력이 강함을 알 수 있었다.

필자는 이점에서도 뼈의 밀도가 기력을 좌우한다는 확신을 가지고 무술을 연마(研磨)했던 바, 뼈 충격 단련을 강화하고 뼈에서 기력을 관리하여 내공(內功), 외공(外功), 진기(眞氣), 상승내공(上昇內攻), 금강진기(金剛眞氣), 철사장(鐵沙掌), 장풍(掌風), 금강지(金剛指)까지 모두 개발할 수가 있었다.

혈액을 만들어낸다

인체에 있어 가장 중요한 역할은 혈액을 만들어내는 것이다. 제일 먼저 설명을 하지 않고 이렇게 여섯 번째에 와서야 언급하게 된 이유를 알아야 한다. 혈액이 생명에 있어 제일 중요하지만 인체의 기능 면에서는 앞서 설명한 다섯 가지가 제대로 기능을 발휘했을 때 비로소 여섯 번째 기능이 정상적으로 이루어진다. 혈액 생성 기능 이상을 완전히 고치려면 상기에서 언급한 다섯가지 사항을 먼저 고쳐야 가능하기 때문이다.

기존의학은 상기에서 언급한 다섯가지 사항을 모르고 혈액을 고치려고 하니 올바른 치료법이 나올 수 없는 것이다. 계단을 수리하는데 첫째 계단부터 확실히 고쳐가면서 차례로 여섯째 계단으로 올라 고쳐야 하는데 여섯째 계단만 곧장 고치려고 하면 아무 힘도 쓰지 못하고 밑바닥으로 굴러 떨어져 버린다는 평범한 진리를 깨달아야 한다.

혈관은 고무호스에서 물이 흐르듯이 혈액을 일정한 지점까지 보내기 위하여 흘러 보내는 역할만 할 뿐 혈액을 만드는 것도 아니며 모세혈관에서 인체로 빠져나갈 때까지 송혈(送血)하는 기능밖에 없다.

뼈에서 산소 · 물 · 영양분을 결합하여 혈액을 만드는데 원자재가 뼈로 들어오는 과정에서 체내 노폐물(老廢物) · 배설물에 오염이 된다는 사실을 간파(看破)하고 포착해야 한다. 깨끗한 혈액을 생산하기 위해서는 Bone Clinic을 열심히 하면 된다.

골반(骨盤)은 남녀의 생식기가 자리 잡고 있는 부분의 뼈로서 산소, 물, 영양분을 반입하여 혈액을 만든다. 골반의 발달은 인체의 건강과 수명에 결정적인 역할을 한다. 특히 여성의 경우 골반이 제대로 발육이 되지 않으면 냉증(冷症), 월경불순, 조기폐경, 수태(受胎)불능, 조산(早産), 난산(難産) 등의 위험이 따른다. 남자의 경우 발기부전, 조루(早漏), 성욕감퇴 및 상실, 전립선염(前立腺炎)의 발병률(發病率)이 높고 특히 중풍 발병률이 높아진다. 인체의 혈액 생산 능력이 떨어지면 저항력이 약해지고 무기력해져 고혈압, 당뇨병을 유발한다. 골반이 부실한 남녀는 혈액을 만드는 골반 뼈 발육에 각별한 노력을 해야 한다.

저항력抵抗力을 만들어낸다

인체는 질병(정신적 충격도 포함)으로부터 스스로 보호하기 위하여 방역(防疫)과 면역(免疫)기능을 가지고 있다.

●●● 방역(防疫)

우리 몸은 위험을 느끼면 스스로 소름이 돋게 된다. 피부에 수많은 돌기, 소위 닭살이 돋아난다. 이것은 단지 피부 현상으로 그치는 것이 아니고 발끝에서 머리끝까지 밤하늘의 은하수처럼 뼈 표면을 먼저 덮은 후에 피부에 닭살이 돋아난다는 사실을 알아야 한다. 우리는 너무 놀라면 머리카락이 모두 쭈뼛하게 서는 것을 느끼게 되는데 이 현상은 뼈에서 초강력의 비상전력이 발전(發電)하여 뼈를 보호하기 위해 방역기능이 작용하기 때문으로 머리카락까지 비상전력이 공급되는 것이다.

●●● 면역(免疫)

세균이 인체 밖에서 몸 안으로 침투하거나 몸 안에서 자연 발생할 경우 인체는 백혈구를 생산하여 세균을 박멸(撲滅)하며 건강을 회복시킨다. 이러한 기능에 이상을 발견했을 때 어디에서 면역 능력을 만드는지 알아야 한다. 바로 뼈에서 적혈구와 백혈구를 만들기 때문에 기능을 하는 것이다. 인체의 저항력이 떨어졌을 때 무엇을 특별히 먹어야 된다는 생각을 아예 버리고 Bone Clinic을 하면 된다. 이로써 바른 건강법을 다시 한 번 강조한다.

뼈는 영적, 심적, 정신적, 육체적 기능을 총괄한다

뼈는 두개골 속에 뇌를 감싸고 있음으로써 인체의 전권(全權)을 가지며 뼈 속에서 혈액을 만듦으로써 생명의 주권(主權)을 가지고 있다. 뼈는 **생명의, 생명에 의한, 생명을 위한** 절대 권력을 장악하여 생사를 헤쳐 나간다.

필자는 이미 4세 때 몸 안에 있는 에너지의 절반이 밤하늘에 빨려 들어가는 생명의 소멸(消滅)을 체험하였다. 24세 때에는 식물인간이 되어 영혼이 몸 안팎을 수시로 들락거리는 유체이탈을 경험하여 이른바 소생·재생·환생을 1년 간 무수히 반복했기 때문에 도대체 뼈가 어떤 역할을 하며, 또 어떤 기능을 갖고 있는지를 스스로 깨닫게 되었다.

히포크라테스의 유언대로 모든 일반 질병, 고질병, 애매모호한 병, 난치병, 불치병들이 뼈속에 모두 도사리고 있음을 확인했으며 이러한 무단 하숙생들을 쫓아내 버리기 위하여 필자는 드디어 Bone Cleansing을 완성한 것이다.

이 책에서는 일반 질병 치유법(Bone Clinic)만 다루기 때문에 제2권(Bone Reactivation : 뼈재활로 난치병을 고치는 법), 제3권(Bone Reconstruction : 뼈재활을 시켜 불치병을 고치는 법)에서 차례로 밝히고자 한다.

뼈의 특성

뼈는 자극과 충격을 가하면 가할수록 마치 대장간에서 쇠를 담금질 하면 더 강한 쇠가 되는 것처럼 강해지고 튼튼해진다. 반면 근육은 나무처럼 자극과 충격을 가할수록 약해지고 부서진다.

기존의학에서 뼈의 특성을 전혀 모르고 있음은 실로 통탄할 일이다. 필자는 어린 시절 집에서 보양식(補陽食)으로 쇠뼈를 고는 것을 보았는데 밤새도록 끓이는 것이었다.

고기는 금방 삶는데 뼈는 하루 종일 끓이는 것을 보면서 고기와 뼈의 차이를 생각하게 되었고, 사람이 죽으면 살은 금방 썩는 반면 뼈는 천년을 간다. 무술(精道)을 배우고 익히면서 필자는 뼈의 특성을 몸소 체득하게 되었다. 무술을 많이 수련한 사람은 늙어도 건강하게 사는 것을 보았을 때 사람은 뼈를 단련하여야 한다는 생각을 하였다. 중국 사람의 대다수가 공원이나 자기 집에서 태극권(太極拳)을 수련하여 노인이 되어도 젊은이들처럼 건강을 잘 유지하는 것을 볼 수 있다.

얼마 전에 TV건강 프로그램에서 칠순 할머니들이 태권도를 수련하는 모습을 보았다. 각종 노인병으로 고생한 사람들이 다시금 모두 건강해진 것을 보여 주었다. 이러한 사례가 범국민적으로 확대, 확산되어 국민건강에 도움이 되길 바란다. 뼈표면에 쌓여 있는 노폐물을 깨끗이 제거하여 뼈속의 혈액 생성 기능을 향상 시키고, 혈액이 뼈에서 혈관으로 원활히 흐르도록 하면 인체가 활성화 되어 우리 인류의 건강을 되찾게 될 것이다.

12. 전광석화電光石火와 명칭부재名稱不在

기존의 의학은 기동력(機動力)이 전혀 없다.

항상 질병이 지나가고 난 뒤 남은 흔적인 증상을 뒷수습하는데 급급하고 있는 것이다. 이는 마치 도둑이 물건을 훔치고 이미 사라진 후 주인이 신고하여 현장 출동한 경찰이 무엇을 잃어버렸는지 목록이나 작성하고 보험회사에 넘겨 뒤늦게 보상을 받도록 하는 것에 이를 비유할 수 있다. 그래서 그토록 과학적인 현대의학이 아직도 질병의 실체가 무엇인지 규명하지 못하고 있는 것이 지금의 현실이다.

질병은 그 속성이 신출귀몰하며 전광석화처럼 동작이 빠르기 때문에 인간이 그 움직임을 사전에 포착하여 실수 없이 실행하려면 우리가 필히 갖추어야 할 일이 있다. 그것은 바로 전광석화 같은 기동력을 발휘할 수 있는 의학용어(명칭)를 새롭게 정해야 한다는 사실이다.

이것은 명포수의 예를 들어보면 이해를 할 수 있다. 명포수는 잡고자 하는 맹수의 습성을 꿰뚫기 위한 연구와 노력을 하지만, 결코 맹수의 부위별 근육이나 신경의 명칭을 외우고 있는 어리석은 일을 하지 않는다.

작금의 의대생들은 수 년 동안 너무도 이해하기 어려운 인체의 명칭을 외우는 데에 많은 시간을 낭비하고 있어서 안타깝기 그지없다. 이래서야 어찌 질병을 정복할 수 있겠는가! 현대의술은 전광석화적 치유방법과 난해(難解)한 의학명칭을 하루 빨리 고치는 연구를 학업의 근본으로 삼아야 한다.

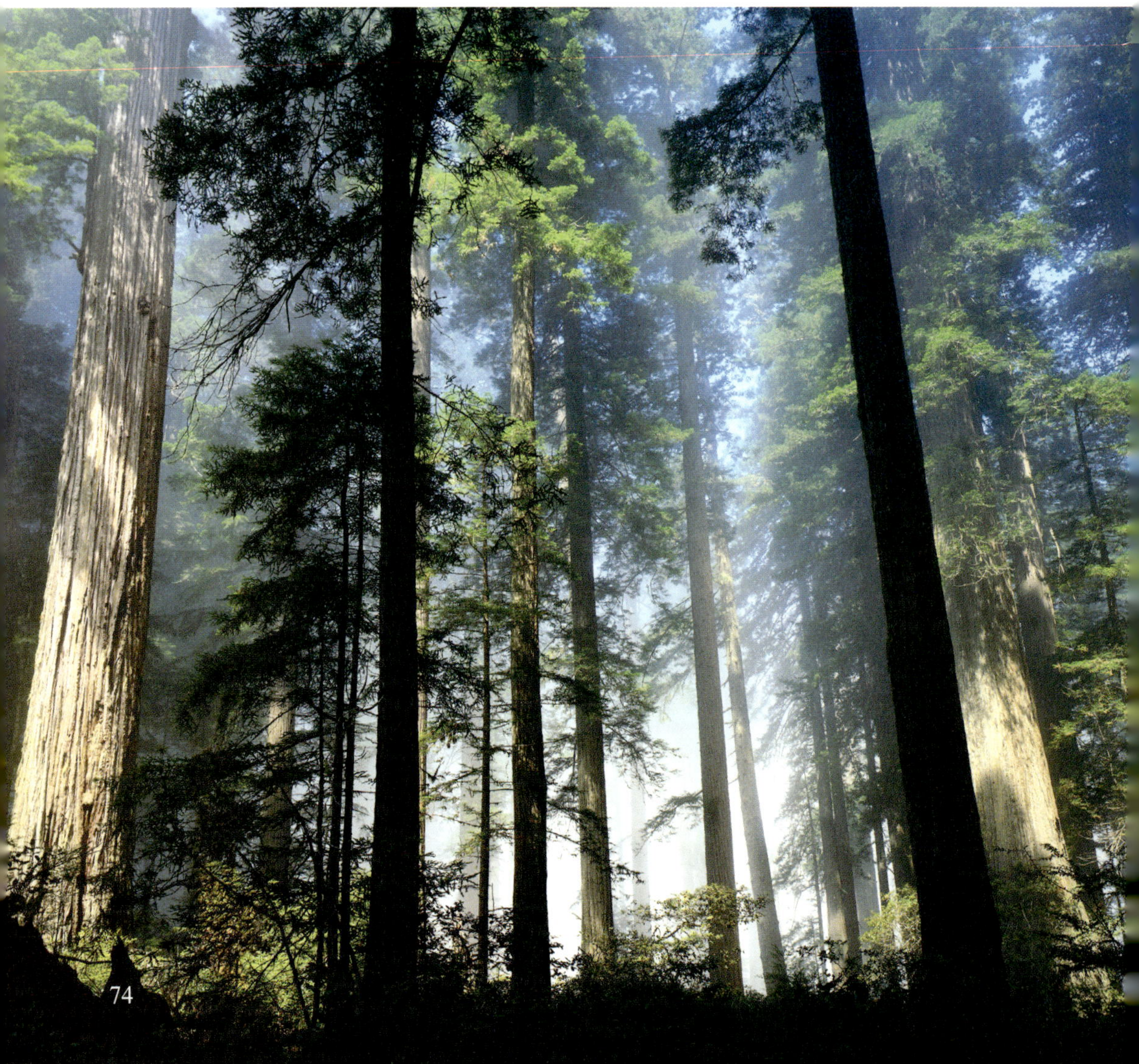

13. 뼈세포 재생법

기존의학에서는 뼈세포의 재생법은 따로 없다. 뼈를 장기나 근육처럼 깊은 연구를 하지 않은 탓이다. 뼈가 약해지는 것은 칼슘부족이라고 미리부터 결론을 짓고 칼슘을 공급하기 위하여 칼슘 보충제를 복용하라고 권하고 있지 않은가! 칼슘은 뼈에서 만들어진다. 칼슘 부족 현상이 생기면 왜 뼈에서 칼슘이 만들어지지 않는지를 연구해야 한다. 체내가 다시 칼슘을 만드는 기능을 원활히 하도록 하는 것이 현대의학이 할 일이 아닐까?

또 뼈세포 성분이 어디 칼슘뿐이겠는가! 인간의 얄팍한 지식으로는 상상조차도 할 수 없는 신비한 성분으로 구성되어 있는 것이 뼈세포이다. 과연 뼈세포 재생은 불가능할 것인가! 복잡한 일일수록 정답은 의외로 더 간단할 수가 있다.

아주 건강한 노인의 뼈표면을 문질러 보라. 뼈표면이 아스팔트처럼 매끈하다. 병자의 뼈표면을 문질러 보면 자갈밭처럼 표면의 요철이 심하다. 뼈세포의 재생법은 너무나 간단하다. 티스푼으로 누르고 문질러주면 다 해결이 된다.

필자는 지난 10개월간 시애틀(Seattle) 코엠(KOAM) TV 건강교실 프로그램에서 매주 30분간 건강법을 강의하였다. TV를 시청하신 분들가운데 그대로 실행하신 분들은 모두 효과를 보았다는 찬사를 받기도 했다. 기존 의술로 치료의 효과를 기대할 수 없는 나이임에도 뼈세포 재생법으로 각종 노인병 치유의 효험이 있음을 증명하였다. 인체는 생명이 있는 한 뼈를 누르고 문질러주면 뼈세포가 재생된다. 손톱과 발톱이 있으면 그것이 자라나는 한 골맥(骨脈)이 살아있기 때문에 가능한 것이다.

그러면 꼭 쇠붙이를 사용해야 하는가?

그렇다. 뼈세포가 전기를 상실했을 때 생명력도 함께 상실하여 철분이 굳어서 퇴적하면서 응고되어 버리기 때문이다. 인체는 자체의 능력으로는 응고 퇴적된 철분을 제거하지 못한다. 나무가 고목이 되듯이 뼈의 철분이 고철이 되어버린다. 뼈표면에 응고 퇴적된 철분은 쇠붙이만이 긁어서 제거를 할 수 있다. 치과에서 치아 스케일링을 할 때 쇠로 된 기구를 사용하지 이쑤시개 같은 나무를 사용하지는 않는다. 쇠붙이로 응고 퇴적된 고철을 제거할 때 쇠붙이로 전기가 전달되며 뼈에 보급된 전기는 뼈세포 재생에 사용되어 뼈세포 재생을 촉진하기 때문이다.

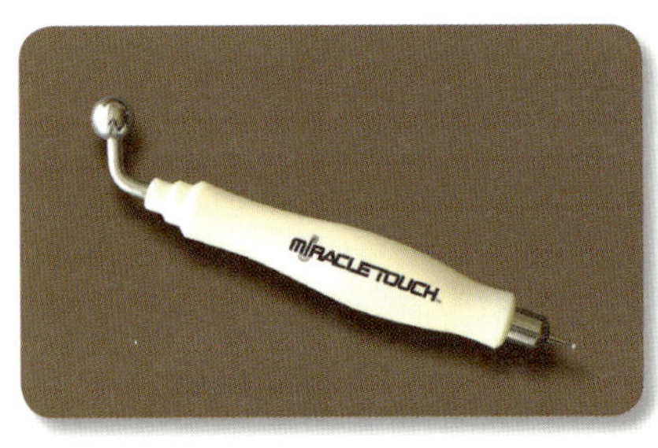

본 치유봉(miracle touch)은 필자가 고안한 제품 중의 하나로써 국제 특허를 낸 제품으로써 통증 부위의 뼈를 누르고, 문지르는 방법으로 기적과 같은 치유효험에 쓰이는 제품이다.

14. Bone Clinic 치유 기법

Bone Clinic Tech는 점혈법(點穴法)과 마찰법(摩擦法)이 있다

점혈법 點穴法

뼈의 표면에 돌기가 돋아나 있을 때 뼈 돌기를 부숴야 하기 때문에 도장을 찍을 때 인주가 선명히 나타나도록 꼭 눌러야 되는 것처럼 뼈 돌기 위에 쇠붙이로 지그시 눌러주는 방법을 점혈법이라 한다. 한 번에 보통 1분에서 2분간 눌러줘야 한다. 도장을 찍을 때라는 표현을 사용한 이유는 팔에 힘을 주지 말라는 뜻으로, 사람이 날인을 할 때 팔 힘으로 눌러 찍는 사람은 없다.

뼈 돌기를 누르면 너무나 아픈데 그럴 경우 힘을 조절하면 된다. 피부의 티눈도 아픈데 뼈의 티눈은 말할 것도 없다. 그러나 엄청난 질병을 미연에 방지할 욕심이 있는 사람이라면 조금만 견디면 통증이 점점 약하여지고 시원하게 느껴진다.

뼈 돌기는 뼈 속 깊이 뿌리를 박고 있다. 뿌리를 캐는 심정으로 꾸준히 노력하면 온갖 원인 모를 질병들이 신기하게 고쳐진다. 세상 무엇보다 더 중요한 내 몸에 그것도 뼈에 박힌 뼈 돌기를 절대로 용납할 수 없다는 굳은 결심으로 점혈법을 실행하면 기적과 같은 체험을 하게 된다.

마찰법摩擦法

뼈표면에는 주름이 수없이 잡혀 있다. 우리는 아침에 집을 나설 때 다림질을 잘한 옷을 입고 나갔는데 저녁에 돌아오면 온통 구김살이 가고 주름이 잡혀 있는 것을 보게 된다. 옷은 매일 다리면 되지만 뼈 표면에 구김살이 가고 주름이 잡혀 있는 것은 손을 쓸 도리가 없다. 아예 이런 사실이 있는 것조차도 모르고 사람들은 살아 가고 있다.

티스푼으로 온 몸의 뼈를 긁어보면 뼈주름, 뼈에 구김살이 있음을 알게 된다. 뼈표면을 쇠붙이로써 시계 방향, 시계 반대 방향으로 서서히 원형을 그리면서 문질러주면 뼈주름이 다림질이 되어 뼈표면이 매끈해지면서 마비된 뼈는 느낌을 되찾고, 통증이 있는 뼈는 통증이 사라지고 시원해지면서 질병이 뿌리째 뽑혀 건강한 삶을 누리게 된다. 이와 같이 뼈표면을 쇠붙이로 좌우 원을 그리면서 문질러주는 방법을 마찰법이라 한다.

15. 오십견과 Bone Clinic Tech.

50세 전후에 일어난다 하여 오십견이라고 부르지만 이는 상례적 명칭일 뿐이지 의학적 학술용어가 아니다. 나이가 오십이 가깝거나 넘게 되면 어깨가 뻣뻣하게 굳어지는 증상이 심해지고 통증을 동반 하는 것이 보편 적인 현상이다. 이는 주위에서 흔히 볼 수 있는 증상으로 너나 할 것 없 이 모두 대수롭지 않게 여긴다. 통증으로 힘든 경우도 많으나 어깨뿐만 이 아니고 몸 구석구석 아픈 몸을 이끌고 하루하루 살아가는 사람들이 대부분이다. 오십견 쯤은 가볍고 으레 나이 오십이면 누구나 당연히 거 쳐야 하는 관례적인 통증쯤으로 여기고 있는 것이다.

필자는 1980년대 캘리포니아 산호세(California San Jose)로 이민을 와서 무술정도(精道)지도와 힐링센터(Healing Center)를 운영하면서 미국 사람들의 체질과 질병을 연구하였다. 1990년부터는 중국 연변을 왕래하면서 중국인들의 체질과 질병을 연구하며 미국인들이나 중국인 들의 어깨는 참으로 부드럽다고 생각했다. 반면 한국 사람들은 나이가 좀 든 사람중 한 사람도 예외 없이 모두 어깨가 돌덩어리처럼 굳어 있 다는 사실을 알게 되었다.

빠르면 40대 늦어도 70대에는 반드시 어깨가 굳어버리는 것을 볼 때 그 배경을 연구해보지 않을 수 없었다. 가족 간에 유전적인 병이 있어

자손으로 유전(遺傳)이 되듯이 국민 대다수가 동종질환을 앓을 때는 반드시 역사적, 사회적 배경이 있는 것이다.

남성의 경우 역사적 배경

고구려는 남성의 웅지이며 표상이라 자부 했으나 신라와 당나라 연합군에게 멸망한 역사적 사실을 갖고있다. 그 이후부터는 항상 중국대륙의 눈치만 살피며 목숨을 연명해 왔다. 일제 시대에는 말과 글을 빼앗겨 민족정기 말살의 고통을 당했다. 해방 후에는 6.25 동란으로 전 국토가 초토화되어 반쪽 국가에서 생존의 몸부림과 발버둥을 쳐야만 했다. 그로 인하여 우리나라 남자들은 기개를 상실하고 스트레스만 계속 받는 불운으로 인해 모두 무거운 어깨를 펼 수가 없었다.

남성의 경우 사회적 배경

그리고 언제부터인지는 몰라도 수단과 방법을 가리지 않아야만 성공할 수 있는 사회풍토가 조성(造成) 되어 양심과 소신을 지키는 사람이 오히려 현실성이 없다고 자연도태되는 사회적 분위기 때문에 우리 남자들의 어깨가 무거웠던 것이 과거 삶의 연속이었다.

남성의 경우 배타적 배경

줄을 잘 서야 살아남는다는 국민철학이 생긴 것을 볼 때 혈연(血緣), 지연(地緣), 학연(學緣)으로 연줄을 잡기 위해서 물불을 가리지 않는 사회구조가 많은 사람들로 하여금 소외감을 느끼게 했다.

여성의 경우 심리적 배경

출가외인이라는 말에서 볼 수 있듯이 여성은 결혼을 하면 자신을 주축으로 강력한 가정을 구축하고자 한다. 이것은 우리 한국여성의 공통심리라고 말 할수 있다. 자기 자신은 어떠한 희생과 봉사를 해서라도 남편이 훌륭해야 하고 자신이 낳은 자식이 남의 자식보다 무조건 뛰어나야 직성이 풀리는 심리를 가졌기에 여자들의 어깨가 온전할 수가 없었다. 자신의 몸을 전혀 돌볼 겨를이 없기 때문이다.

여성의 경우 가정적 배경

고부(姑婦)간의 갈등, 동서(同壻)간의 갈등, 동기간의 갈등이 우리나라보다 심한 나라가 이 지구상에 또 있을까! 이러한 심리적 압박감이 가정을 영위(營爲)하는 여인들의 어깨를 짓누르고 있는 것이다.

여성의 경우 감정적 배경

남편을 위하여 자식을 위하여 일평생 희생 봉사를 했으나 남은 것은 허탈감뿐이다. 더구나 인생말년에 우울증 같은 성인병에 시달리다 보니 어깨가 무거워지기가 무섭게 아예 굳어버린다. 치매의 경우도 자식들에게 유난히 애정을 쏟은 어머니가 발병률이 높은 것은 여성의 감정적 변화가 얼마나 강한지를 알 수가 있다. 남편과 자식들은 모계 사회의 주춧돌이요 기둥인 아내에게 참으로 관심을 많이 가져야 한다.

오십견의 성별에 따른 증상

여성의 경우	남성의 경우
목 뒷덜미가 거북이 등처럼 불룩 솟아올라오며 화장도 잘 못하고 잠을 자도 편하고 깊은 잠을 자지 못하며 기억력이 심하게 감퇴하여 치매현상(癡呆現象)까지 생기기 시작한다. 계속되는 통증은 우울증으로 발전하여 약물을 과용하게 되어 소화기 장애(消化器障碍)까지 유발한다.	양치질과 면도를 잘 할 수 없으며 심할 경우 양손바닥을 펴서 세면대에 팔꿈치로 고정시키고 얼굴을 아래위로 움직이며 세수하게 된다.

오십견의 치유는 약을 전혀 복용하지 않고 어깨뼈를 티스푼으로 Bone Clinic Tech. 하는 방법을 사용하면 된다. 중증으로 팔을 전혀 못 움직이는 경우 식구들의 도움을 받아 집에서 치유할 수 있다.

오십견의 점혈방법

사진 ①번부터 Bone Clinic Tech. 방법에 의하여 차례로 내려가면 된다. 색깔이 다른 것은 시각적 효과를 위한 것이며 치유 방법상 특별히 유의할 점은 아니다.

요주의 사항

통증이 심할수록 뼈 조직 상태가 악화되어 있기 때문에 빨리 고치고 싶으면 참고 견디어야 하고 통증을 체질적으로 참지 못하면 그냥 살짝 접촉하더라도 치유는 되나 오랜 시간이 소요됨을 알아야 한다. 이 치유법은 뼈속에 있는 독을 신체 밖으로 뽑아내는 것으로 계속 반복하다 보면 누르는 자리에서 악취가 나는 것을 맡을 수 있고 피부에 붉은색, 검붉은색, 검은색 반점이 나타난다. 이 현상은 뼈의 독소가 밖으로 빠져 나온 것으로 치유가 잘 되어가고 있음을 알아야 한다. 매일 1시간씩 노력하는 것이 가장 좋다.

(1)

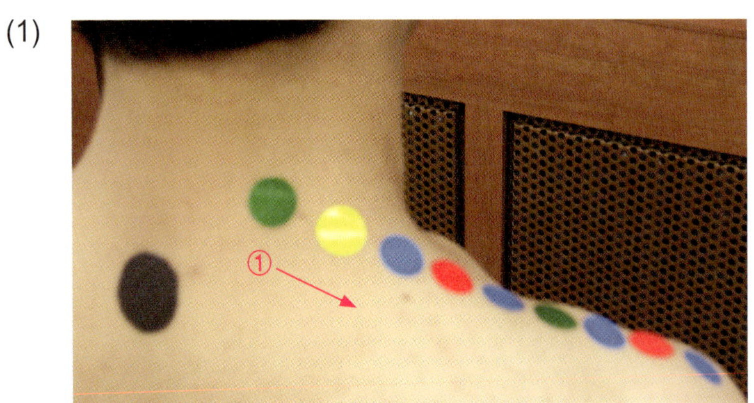

첫 번째 뼈 점혈라인은 목뼈와 어깨뼈가 운동중 서로 충격을 주게 되어
뼈 조직이 많이 상하여 오십견 발병의 최초 발상지이므로 점혈은 맨먼
저 시작하여야 한다.

(2)

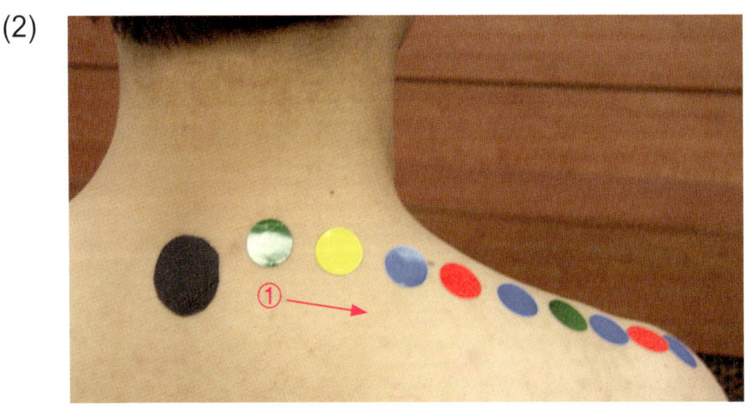

두 번째 뼈 점혈 라인은 뼈속에서 발생한 병들이 성장하면 뇌로 침투하
기 위하여 집결하는데 마치 이순신장군의 학익진과 흡사한 형태를 취
하므로 두 번째로 점혈을 하여야 한다.

우리는 무엇을 하더라도 정확성을 요구한다. 그러나 침술처럼 정확성이 요구되지 않는 것이 뼈점혈의 독특한 방식이다. 숟가락으로 놋그릇의 어디를 쳐도 소리가 난다. 이처럼 뼈점혈은 사진을 참고로 하여 눈대중으로 어림잡아 눌러 내려가면 쇠붙이의 전기가 뼈속에 있는 질병뿌리로 마치 번개를 치면 벼락이 여러 갈래로 찢어지듯이 찾아 들어가는 신기한 작용을 체험할 수가 있다.

(3)

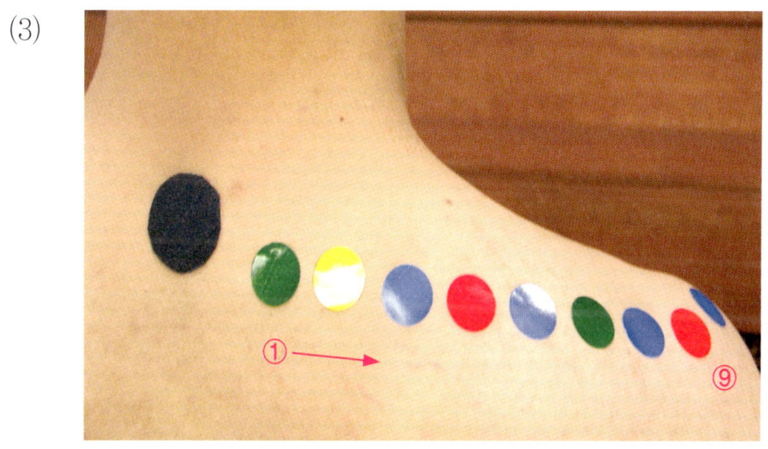

세 번째 뼈 점혈라인은 중증인 경우 세 번째 뼈 조직라인이 가장 많이 상하여져 있는 것이 특징이다. 마지막 ⑨번이 가장 중요한 지점으로 끈기 있게 차례차례 뼈점혈을 해 가다가 보면 ⑧, ⑨번이 가장 통증이 심한 것을 느끼게 된다. 필자가 누차 강조하지만 심한 통증은 피하지 말고 내 몸의 뼈속에 무단점거하고 있는 질병을 그냥 방치할 수 없다는 단호한 각오를 가지고 더 힘껏 눌러보면 기적과 같은 효과를 체험하게 된다.

통증의 극점을 통과하면 질병이 흔적도 없이 사라져버리고 뼈가 순식
간에 재생이 된다. 극점을 넘어서느냐, 쩔쩔매면서 시간을 끄느냐에 따
라 치유 기간이 1개월이 될 수도 있고 1년이 될 수도 있다.

(4)

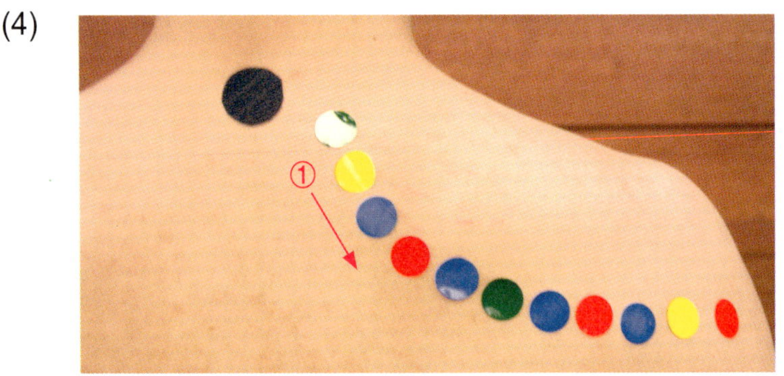

네 번째 뼈점혈 라인은 구기운동을 많이 하는 사람들이 특히 통증을 더
느끼게 된다. 구기 운동은 스윙 동작이 가장 많아서 뼈를 혹사시켜 질병
을 유발하기 때문이다.

(5)

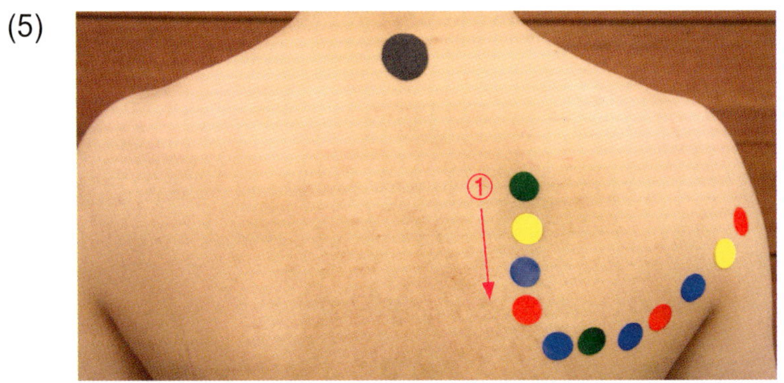

다섯 번째 뼈 점혈 라인은 어깻죽지 부분으로서 어릴 때부터 병약하여 체질적으로 저항력(抵抗力)이 약한 사람, 중노동과 휴식 없는 과로 때문에 저항력이 현저히 떨어진 사람, 즐기는 종목이 아니고 마지못해 억지로 운동을 하면서 승부욕(勝負慾)에 의한 심한 스트레스로 저항력이 떨어진 직업운동 선수 등은 저항력 증강을 위하여 ①번부터 차례로 뼈 점혈을 하면 된다.

이 점혈로 심장 기능에 심한 압박을 가하는 것을 치유하게 되어 저항력이 증가(增加)된다.

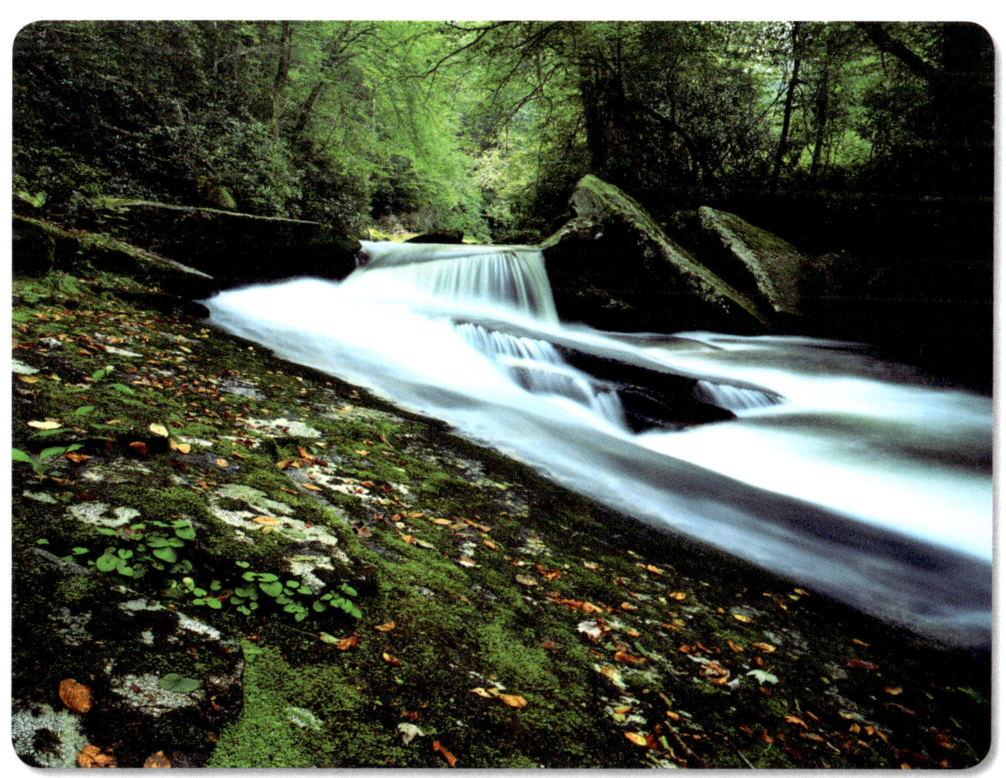

16. 경추 질환顚椎疾患과 Bone Clinic Tech.

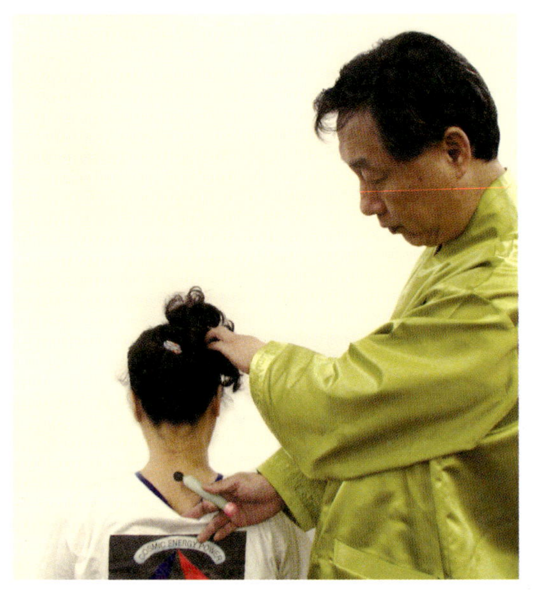

경추 질환(頸椎疾患)은 일반적으로 정신노동자에게 많이 발병하며 육체노동자에게 주로 발생하는 오십견과는 다르다.

경추 질환은 직업적으로 교수, 연구원, 종교인, 철학가, 사상가, CEO 등에게 많이 발생된다. 뇌신경기능 즉 중추신경을 혹사(酷使)한 나머지 연구실에서 교수가 사망하고, 격무에 시달린 공무원이 순직하고, 성격적으로 고민이나 걱정을 많이 하는 사람은 타인에게 받은 모욕을 쉽게 잊지 못하고 괘씸한 분(憤)에 밤을 지새우기도 한다.

이와 같이 자신을 짓누르는 생각에 몰두하면 혈액이 두뇌 쪽으로 몰려 경추에 심한 압박을 가해 혈맥(血脈)에 경직현상(硬直現象)이 발생하여 마침내 경추 뼈 조직에 이상을 일으켜서 경추 질환이 된다.

영화『슈퍼맨』주인공이 낙마하여 경추가 부러진 경우, 자동차 충돌이나 높은 곳에서 추락한 경우 등 그 충격으로 골절(骨折)이 되거나 경직현상으로 경추 질환이 된다.

이 경추의 줄기는 뇌에서 몸통으로 내려가는 **생명의 광케이블**이다. 이 줄기는 척추의 등줄기로 바로 이어진다. 질병이 발생하면 질병은 목에 있는 생명의 광케이블을 장악하여 뇌로 침입하는 교두보를 확보하기 위하여 인체의 저항력과 최후 결전을 하는 장소이다. 이러한 치열한 공방전이 경추 질환을 일으키는 것이다.

경추 질환의 점혈방법

(1)

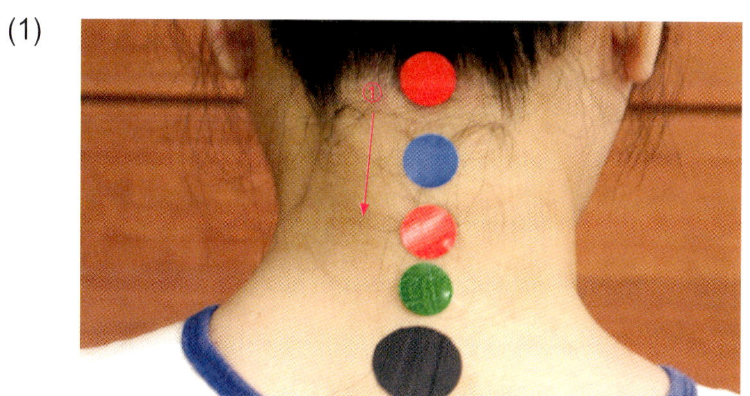

점혈 원리와 방법은 오십견의 점혈법과 같다. 사진의 점혈 포인트를 참

고하면서 꾸준히 노력하면 된다.

첫 번째 점혈라인은 만성불면증 고질적인 편두통을 치유하는 치유선이다.

(2)

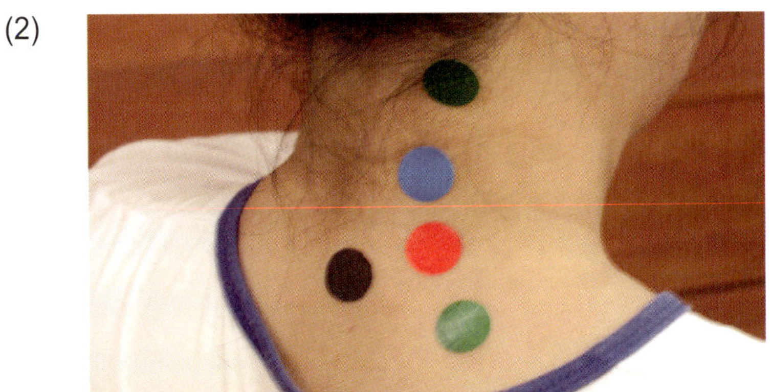

두 번째 점혈라인은 시각과 청각장애 증세를 치유하는 치유선이다.

(3)

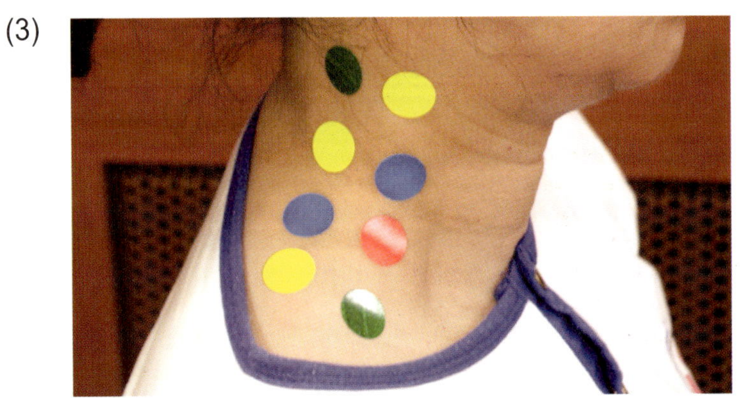

세 번째 점혈라인은 만성무기력증을 치유하는 치유선이다. 통신의 광

케이블처럼 뇌와 전신 몸을 연결하는 광케이블이 있는 부위이다.

(4)

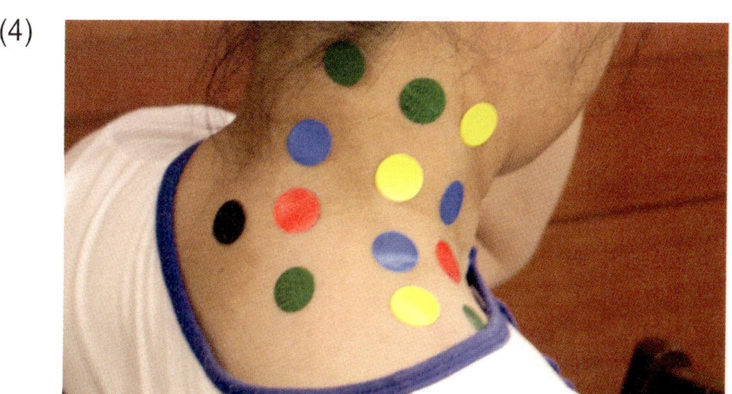

네 번째 점혈라인은 만성피로증후증을 치유하는 치유선이다. 만성피로로 인하여 목소리가 변하고 침샘의 침이 마르고 감기가 자주 감염되는 증상을 치유하는 치유선이다.

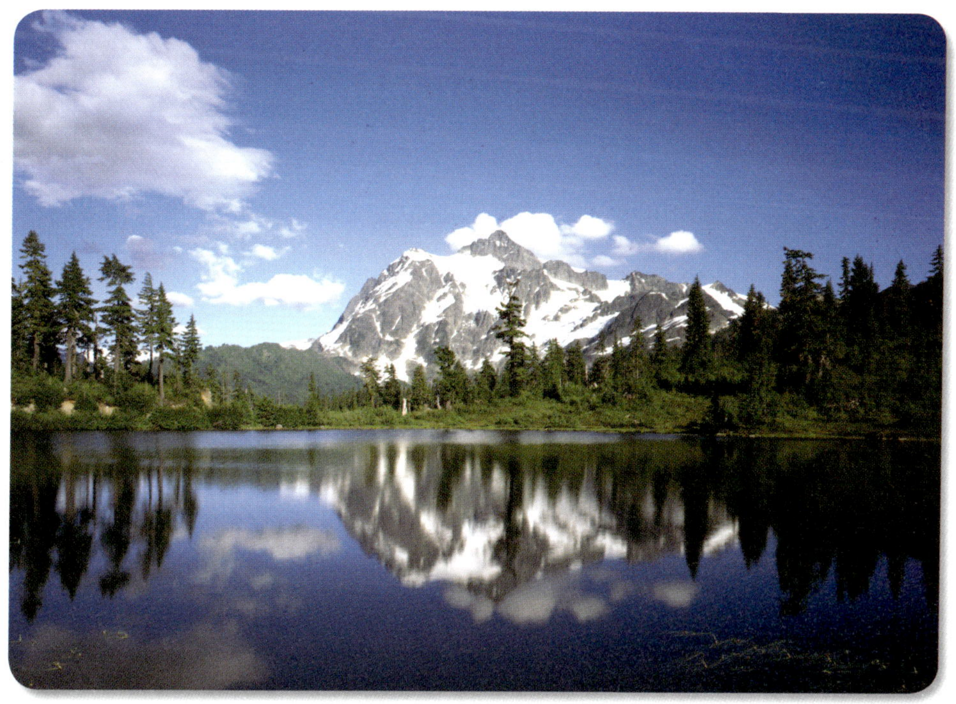

17. 흉부 질환胸部疾患과 Bone Clinic Tech.

심장병

심장은 사람들이 사랑을 상징하는 ♡(heart) 형을 만들어낼 정도로 생명의 중심이다. 응급실에서는 심장박동의 유무로 생사를 결정하기도 한다. 호흡이 멎은 경우 등 사람들의 삶을 연장하기 위한 의사의 마지막 시도가 심장에 전기 충격을 가하는 것을 볼 때 심장병을 고치는 의술개발이 참으로 중요함을 느낀다.

기존 의술은 심근경색, 협심증, 부정맥, 심장근종, 심장물혹, 암 등을 약물치료, 절제수술, 인공박동기(人工搏動機) 부착, 방사선 치료, 심장이식(心臟移植) 수술 등으로 심장병 치료를 해 오고 있다.

이러한 치료법은 근육 기능면에서 연구한 의학으로서 부분적인 장기기능 회복에 초점을 맞춘 것이다. 그러나 시야를 넓혀 심장을 기능면에서 조종하고 있는 뼈가 어디인가를 살펴보면 기존의 방법과는 전혀 다른 뼈 치유를 통하여 기적과 같은 효험을 창출할 수 있다.
바로 심장 주위의 갈비뼈를 점혈하는 것이다. 심장 주위 갈비뼈를 티스푼으로 샅샅이 눌러보면 그제야 비로소 깨닫게 된다. 심장병 발생 훨씬 이전부터 이미 갈비뼈가 거의 썩을 정도로 상해져 있다는 사실을 발견하게 될 것이다.

폐병

폐병은 폐에 염증, 천공, 근종, 물혹, 암 등으로 호흡장애를 유발하는 질병인데 심장병 점혈 방법으로 놀라운 효과를 체험할 수 있다.

유방병

유방에 근종, 물혹, 암이 발생하여 여성의 생명을 위협하는 병으로 인류보존 차원에서 예방에 만전을 기하고 설혹 발병되더라도 100% 완치시킬 수 있는 의술이 개발되어야 한다. 기존 의술에서 자가 진단법으로 우선 유방을 스스로 만져보아서 근육덩어리가 만져지는지 확인하라고 한다. 근육 우선주의에서 나온 발상이다. 한 손으로 자신의 유방을 밀어 올리면서 그 밑에 있는 갈비뼈를 손가락으로 눌러 보라. 유방 밑에 있는 갈비뼈는 다른 부위의 뼈보다도 고온 다습하여 뼈세포가 가장 빨리 썩는 부위(部位)이다.

암세포의 정체는 뼈세포가 썩어서 발효 된 것이다. 이렇게 생성된 암세포는 무슨 암이든 전신에 급속히 전이 된다. 뼈세포끼리 썩은 뼈세포에 오염이 되기 때문이라는 이치를 깨달아야 한다.

유방이 없는 남성도 유방암이 발병하는 이유는 갈비뼈가 썩는 데에 원인이 있다. 여성이라면 읽던 책을 덮어두고 당장 한 손으로 유방을 밀어 올리면서 손가락으로 갈비뼈 여기저기를 골고루 눌러 보라.

엄청난 통증을 느낄 경우 매일 뼈 점혈을 실행하면 100% 유방암이 예방되며 이미 발병했더라도 뼈를 고치기만 하면 빨리 치유가 되고 재발이 없게 된다.

상기 질병을 치유할 때 갈비뼈 양쪽을 모두 점혈 해야 한다. 그 방법은 오십견의 뼈 점혈과 같다.

흉부 질환 점혈방법

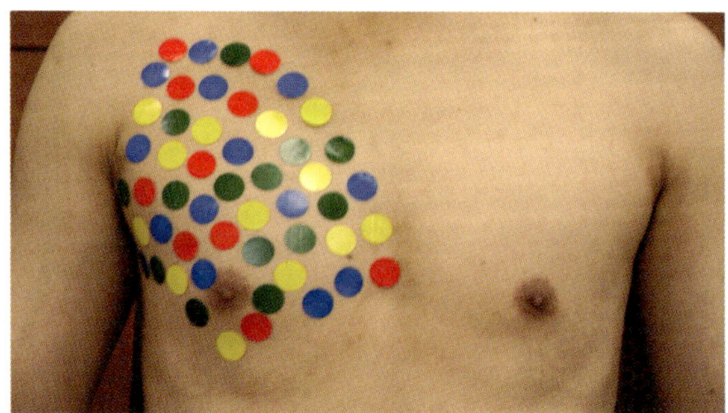

〈 참고 〉 유방병을 치유할 때는 자신의 유방을 감싸 올리면서 손밑에 자리에 갈비뼈 사이로 점혈을 하면 된다.

18. 복부 질환腹部疾患과 Bone Clinic Tech.

복부 질환이라고 하면 배에 병이 발생하는 것으로만 생각하기 쉽지만 소화기관에 관련되는 여러 장기(臟器)에 발생하는 질병들을 포함하고 있음을 알아야 한다.

위염, 위산과다, 위산역류, 위궤양, 위벽근종, 위암 등

우리는 일상생활에서 역겨운 일을 보거나 당하면 비위가 상한다는 표현을 한다. 비위(脾胃)는 비장(脾臟)과 위(胃)를 말하는 것으로서 감정 변화에 지극히 민감하다. 기분이 나쁠 때에 물만 먹어도 체하기 쉬운 것은 그만큼 인체의 비위가 민감함을 증명한다. 위 기능에 문제점 있는 사람은 앞가슴 중앙 명치가 꼭 아픈 경험을 하게 된다.

위장병이 있는 사람은 단 한 사람도 예외 없이 티스푼으로 명치 쪽 갈비뼈 사람 인(人)자 주위를 긁어보면 통증이 심할 뿐만 아니라 뼈 조직이 변형 변질이 되어 티스푼 끝에 덜거덕거리는 것을 발견하게 된다. 지속적으로 이 돌출 부분의 아픔을 참고 누르고 문질러 보라. 이토록 어이없이 고쳐지는 병이 그 동안 자신을 그토록 괴롭히고 고통을 주었나 하고 스스로 헛웃음을 칠 정도로 쾌유하게 된다.

간염肝炎, 간경화肝硬化, 간암肝癌

어릴 때 읽어 본 '별주부전'에는 토끼 간의 중요함이 나온다. 하물며 만물의 영장인 사람의 간이 얼마나 중요한가는 더 이상 긴 말이 필요 없다. 1960년대 우리나라는 6 · 25 동란의 후유증을 입어 절대 빈곤 상태로 온 국민이 미국의 무상 원조로 살고 있었다.

1970년대부터는 수출입국(輸出立國)으로, 월남 특수경기, 중동건설 붐 등으로 부국의 길로 달리면서 국민 건강에 큰 관심을 갖게 되어 많은 노력을 해왔다. 어언 30여 년을 지나온 동안 종합제약회사가 우후죽순처럼 생겨나 저마다 간장약을 생산하여 국민들에게 공급해 왔다. 지금쯤이면 국민들의 간이 다 좋아져서 간 질환에 대하여 걱정이 없어야 하는데 전혀 나아진 것이 없음이 오늘의 현실이다. 이제 부작용이 전혀 없는 간 질환 치유법이 개발되어야 하겠다.

필자의 부친께서도 술을 너무 좋아하셔서 장수를 하지 못하셨다. 필자도 과거에는 양주 한 병은 거뜬히 마셨는데 간염, 지방간, 간경화까지 진행된 적이 있었다.

간 기능이 현저히 떨어질 때는 꼭 오른쪽 갈비뼈에 심하게 통증이 오는 것을 오랫동안 체험했다. 간 질환은 오른쪽 갈비뼈를 눌러서 병을 고쳐야겠다는 생각을 하고 틈만 있으면 손가락으로, 볼펜으로, 심지어 쇠구슬을 구하여 아예 반창고로 갈비뼈에 붙여 놓고 지내는 등 집중적으로 뼈 점혈을 한 바 스스로 완치를 시켰다.

또한 정상인의 GPT가 50정도인데 친구 부인은 6,000까지 올라가서 삶의 모든 희망을 포기한 상태에 있는 것을 10개월 간 치유한 결과 GPT 48로 정상화시킨 적이 있다. 그런 후 필자는 친구에게 '내가 너의 마누라 고쳐준 것이 진정코 너를 위한 것인지는 모르겠다. 네가 새 장가 가는 기회를 내가 방해했는지도 모르니까 말이다'고 농담했을 정도로 뼈 점혈 치유법은 절대적인 효과가 있는 것이다.

위염胃炎, 위궤양胃潰瘍, 위암肝炎, 간염肝炎, 간경화肝硬化, 간암肝癌 등 점혈방법

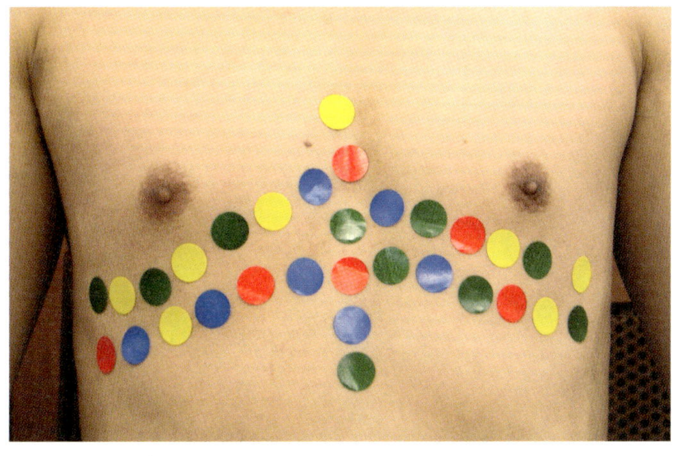

〈 참고 〉 뼈점혈 요령은 오십견 뼈점혈과 같다.

복부비만腹部肥滿

장(臟)의 운동이 쇠약 · 미약 · 허약해서 몸 안의 신진대사(新陳代謝) 속도가 현저히 떨어졌을 때 소화기능과 배설기능 모두가 제 기능을 발휘하지 못하여 발생한다. 이러한 경우는 갈비뼈 하단 끝부분과 허리뼈 상단부터 뼈 점혈법을 지속하면 깨끗이 고쳐진다.

복수팽창腹水膨脹

간 기능이 심하게 저하되면 장에서 흡수한 물이 뼈로 용이하게 이동하지 못하고 쌓이게 되어 복수팽창이 일어난다. 이때에도 복부비만 뼈 점혈법을 행하면 막혔던 수맥(水脈)이 뚫려서 복수팽창을 고칠 수 있다.

복부비만, 복수팽창 점혈방법

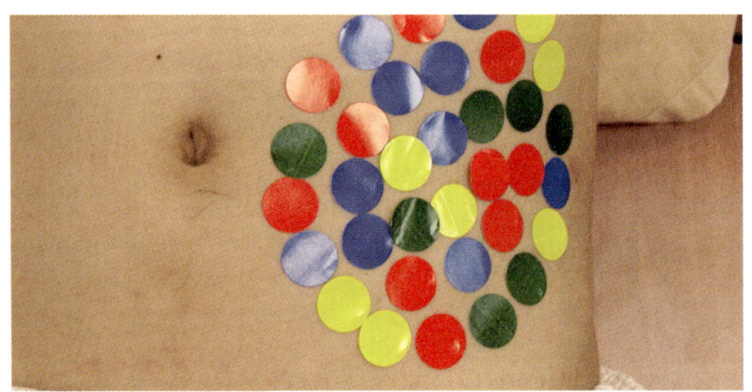

〈참고〉 뼈점혈 요령은 오십견 뼈점혈과 같다.

만성변비慢性便秘

만성변비는 복부비만 후유증으로 나타나는 증상으로 먼저 복부비만 점혈법을 한 후 오른쪽 허리 뒤쪽의 요골(腰骨) 상단부위를 집중적으로 점혈하면 된다. 직장의 배설 압력을 여기서 조절하기 때문이다. 야구공을 이 부분에 대 놓고 드러누워서 압력을 가세하면 더 좋은 효과가 있다.

만성변비 점혈방법

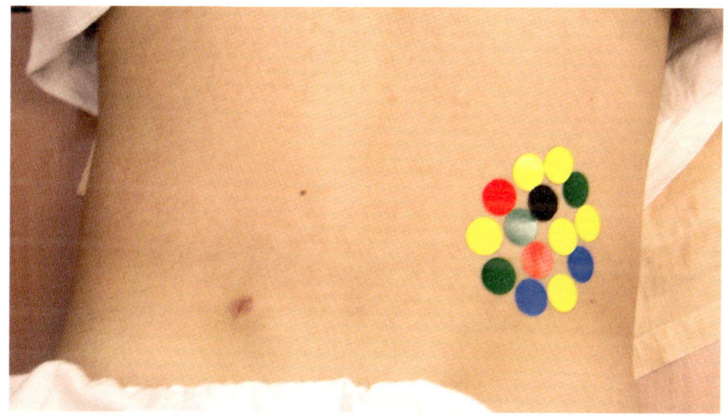

〈 참고 〉 뼈점혈 요령은 오십견 뼈점혈과 같다.

19. 무릎 질환과 Bone Clinic Tech.

어린 시절 어른들이 '내 무릎에 찬 바람이 나는 것을 보니 나도 이제 늙었구나' 하시는 말씀을 듣고 무슨 뜻 인지는 알 수 없었지만 그 말이 너무도 재미있고 신기했다. 찬 바람은 가을이 되어야 불고 선풍기가 돌아가야 나오는데 멀쩡한 사람의 무릎에서 찬 바람이 나오다니! 이 말을 생각하면 너무 재미있어서 스스로 킥킥 웃기까지 했다. 그래서 여러 사람한테 스스로 확인해 보기로 마음먹고 말을 건 낼 수 있는 노인을 만나 '무릎에 찬 바람이 정말로 나옵니까?'라고 물으면 어떤 분은 '너도 내 나이 되어보면 안다.' 또 다른 분은 '왜 내복이라도 한 벌 사주려고 그러느냐?'는 등 그 반응은 사람마다 제각기 다르지만 무릎에 찬 바람이 난다는 사실만은 대체적으로 확인할 수가 있었다.

1960년대에는 고급섬유가 개발되지 않아서 겨울에 내복을 입으면 금방 구김살이 생기고 조금만 입어도 무릎부분에 구멍이 나곤 했다. 맞다! 내복에 구멍이 나듯이 늙으면 무릎에도 구멍이 나서 바람이 통하는 모양이라고 그때의 필자는 잠정적인 결론을 내렸다. 많은 세월이 지나고 또한 필자가 뼈 연구에 박차를 가할 즈음에 이르러서는 그 원인을 확실히 규명하게 되었다.

부록에 서술되어 있듯이 인체 내에 있는 8맥(脈)이 모두가 무릎을 통과하는데 바지에 주름이 생기듯이 구김살이 생기고 그 위에 덮이고 엉키게 된다. 결국 맥이 막히고 접히고 파열되어 체온이 전달되지 않아서 찬바람이 나고 무릎 질환이 발생되는 것이다. 이러한 경우 무릎의 8맥을 뚫어주고 펴주고 연결시켜 주면 되는데 그 해결책이 바로 뼈 점혈법이다.

필자는 이후에 단 1분도 무릎이 아파서 서 있지 못하는 사람을 조깅을 할 수 있도록 하였고, 무릎 연골이 다 닳아서 뼈가 부딪치는 74세 할머니를 고쳐서 골프를 치도록 하는 등 많은 사람들을 치유해 주었다. 무릎 질환으로 고생하는 사람의 무릎은 반드시 퉁퉁 부어 있다. 이 때 양말을 벗겨 발톱을 살펴본다. 발톱이 자라나고 있으면 무릎연골은 재생력이 있는데 골맥(骨脈)이 막혀서 연골 재생물질이 제자리로 찾아 들어가지 못하고 밖에서 퇴적한 증세이다. 이 때는 뼈 점혈법으로 치유할 수 있다.

새 무릎을 돈 안 들이고 집에서 만들 수 있다는데 점혈의 고통쯤이야 누구나 감수해야 하지 않겠는가?

무릎 질환 점혈방법

(1)

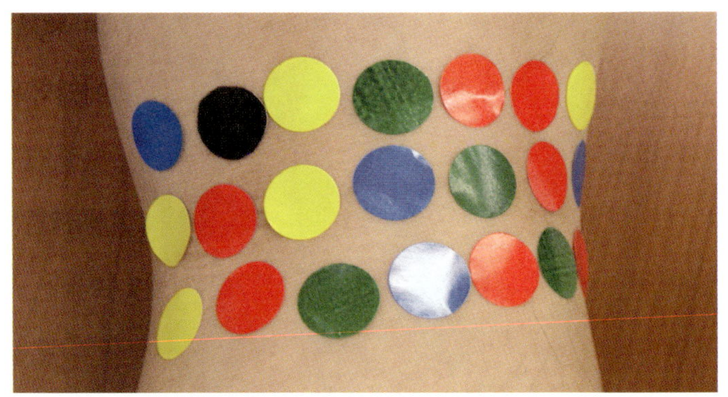

첫 번째 점혈라인의 부위는 무릎의 뒷쪽으로 무릎질환이 있는 사람은 이 부위가 불룩하게 솟아 있다. 바지를 입고 있을 때 바지의 주름이 심하게 주름잡혀 있는 것을 보게 되는데 바지의 주름처럼 무릎뼈 뒷쪽이 심하게 주름이 생겨서 무릎 연골조직이 상하였기 때문이다. 퇴행성 관절염이 경증인지 중증인지를 이 부위가 어느 정도 솟아올라와 있는지를 보면 알 수 있다. 꾸준히 점혈을 하면 깨끗이 고쳐진다.

(2)

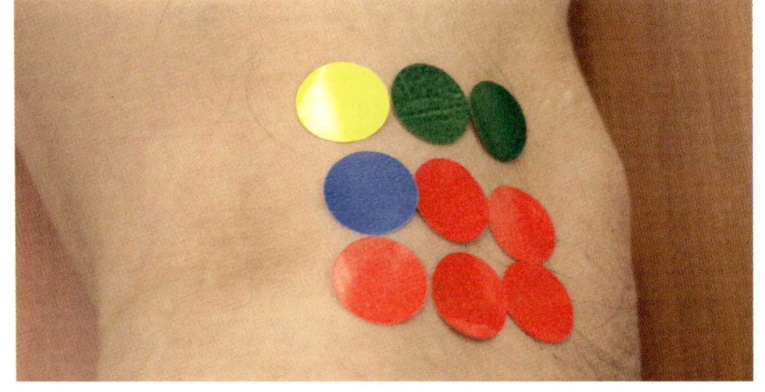

두 번째 점혈라인 부위는 무릎의 우측 바깥쪽으로 퇴행성 관절염 증상
이 심하면 관절탈골 현상이 생기는 자리이다. 통증을 무릅쓰고 점혈을
계속하면 퇴행성 관절염을 스스로 고치게 된다.

(3) 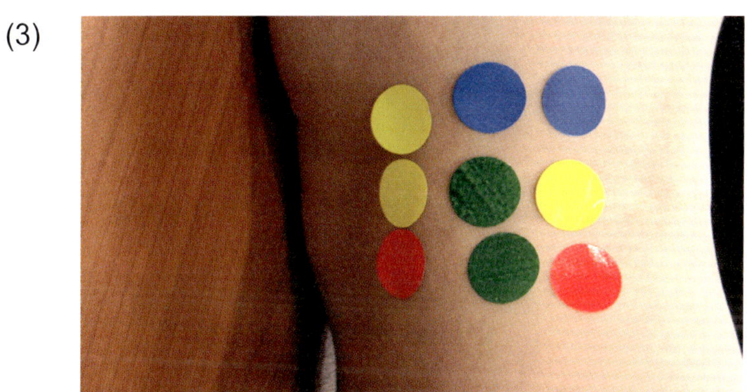

세 번째 점혈라인 부위는 무릎관절의 좌측 바깥으로서 퇴행성 관절염증
세가 심하면 돌출을 하게 된다. 관절의 연골을 만드는 여러 종류의 물
질들이 관절속으로 들어가지 못하고 관절 밖에 퇴적이 되어서 생기는
증상이다. 퇴행성 관절염은 약으로 고칠 수가 없다. 망가진 관절구조를
고쳐야 한다. Bone Clinic Tech 뿐이다. 열심히 점혈을 하면 신기할만
큼 기적이 일어난다.

(4)

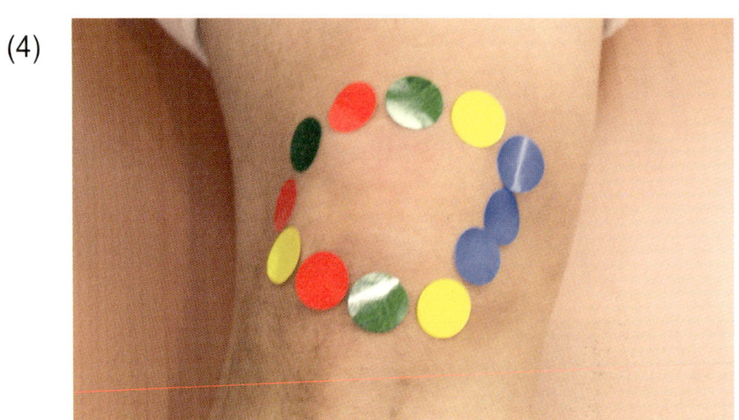

네 번째 점혈라인 부위는 무릎관절을 덮고 있는 뼈로서 소아부터 걷기 시작하여 노쇠하여 사망할 때까지 염증이 발생하는 곳이다. 그래서 무릎에 아주 가벼운 통증이 있을 때부터 보행이 불가능한 병자까지 이 부위를 점혈하여 주면 모든 통증이 없어지고 기능 회복이 된다.

20. 발 질환과 Bone Clinic Tech.

발 질환이라면 누구든지 무좀을 떠올리지만 그것 외엔 별로 아는 것이 없다. 의학에서는 발 질환을 정식으로 인정하지 않는다. 극히 부분적으로는 인정하고 있으나 심장수술만큼이나 중요시하지 않는다는 뜻이다.

그러나 발 질환을 연구하여 보면 우리가 놀랄 일이 한 두 가지가 아니다. **'죽음의 문을 열고 들어가는 곳이 발이며, 생명의 문을 열고 나오는 곳도 발'**이라는 깜짝 놀랄 비밀이 발에 있기 때문이다.

서민들의 상용어로서 생활고(生活苦)라는 단어가 있다. 어느 시대, 어느 나라를 막론하고 서민들은 한 평생을 경제적 어려움을 겪고 힘들게 살아가기 때문에 생긴 용어이다.

부자는 부자대로 가진 돈을 잃지 않고 관리하고 또 불리기 위하여 안간힘을 쓰면서 하루하루를 지새우며 살아가고 있는 것이 인간의 삶이다. 가진 것이 있든 없든 제 나름대로 신경을 곤두세우며 살다 보니 온 몸을 골고루 돌볼 겨를이 없는 것은 너무나 당연하다.

남성의 경우 발을 매일 씻고 양말 한 켤레, 구두 한 켤레로써 발에 대한 관심을 다 표시한 것이다. 여성의 경우는 발톱에 매니큐어를 바르고 어쩌다 한 번쯤 발 마사지하는 것이 전부라 해도 과언이 아니다.

어린 아이가 기어 다니다가 걸음마 하는 순간부터 죽을 때까지 발은 항상 단단한 지구 공을 차면서 살고 있다. 양말을 신고 다니면 구멍이 뚫리고, 신을 신고 다니면 닳고 헤짐을 볼 때 우리 발이 그냥 온전할 리 만무한 것임을 알 수 있다.

여러분은 지금까지 몇 켤레의 양말과 신발을 신고 버렸는지를 아는가? 그것들이 떨어지고 헤어져 버린 양을 한 번 생각해보면 단 한 벌뿐인 발은 상처투성이임을 현실적으로 감안해야 한다. 마치 불량 양초가 바람에 펄럭일 때 촛물이 흘러내려서 굳은 것처럼 여러분의 발뼈에 뼈 돌기가 우후죽순(雨後竹筍)처럼 돋아나 있음을 알아야 한다.

노인의 저승걸음과 돌 아기의 발가락 꼼지락

어린 시절에 듣던 어른들의 대화 중에 '동네 어느 집 노인의 걸음걸이를 보니 저승 갈 날이 곧 닥친 모양이다.'는 이야기를 듣고 호기심이 바짝 동하여 왜 그런지 여쭈어 보았다. 왜냐하면 그 얘기를 듣기 며칠 전에 필자도 그 노인의 걸음걸이가 이상함을 보았기 때문이었다.

'사람은 노인이 되면 누구든지 이승을 떠나서 저승으로 가는데 죽기 직전에는 그 느낌이 강하여 저승 문에 가까워질수록 좀 더 살려고 뒷걸음질치기 때문에 짧은 걸음을 걷게 된다.'는 대답을 들었다. 만족할 만한 답은 아니었으나 아주 흥미롭게 생각하고 앞으로 풀어볼 문제라고 마음에 담아 두었다. 이런 이야기가 오고 간 지 얼마 되지 않아 그 노인은 별세하였다.

그 때 필자가 살고 있던 집은 방이 여러 칸 있어서 피난민들을 무료로 살게 했는데 젖먹이 어린 아이들도 여럿 있어서 이들을 관찰할 기회가 있었다.

첫 돌 전후 아이들은 걷지를 못하니 늘 누워있는데 항상 발가락을 꼼지락거렸다. 배가 고프고 아플 때는 가만히 있다가 배부르고 기분이 좋을 때는 항상 발가락을 꼼지락거렸다. 이러한 흥미로운 기억을 머리 속에 새겨 놓았다.

또한 필자는 24세 때 식물인간이 되어 죽음과 생명이 엇갈린 상태에서 죽음의 문과 생명의 문이 따로 존재함을 체험하였다. 이 때 연상되는 것이 있었으니 바로 노인의 저승걸음과 첫 돌 젖먹이 발의 꼼지락거림이었다.

노인의 저승걸음은 죽음의 문을 여는 발이며, 젖먹이 발의 꼼지락거림은 생명의 문을 여는 발이라는 사실이었다.

발은 죽음의 문을 여는 열쇠이자, 생명의 문을 여는 열쇠이다. 생명의 속도를 올려서 무병건강하고 죽음의 속도를 줄여서 불로장생하는 길은 바로 발 뼈에서 이루어진다.

나뭇잎의 끝부분이 말라 들어가는 현상

나뭇잎이 떨어지면 당연히 마르기 마련이나 가지에 달린 채 잎이 마른 경우는 반드시 잎 끝에서부터 점차로 말라 들어가는 현상을 보게 된다. 이러한 현상은 인체의 발가락에도 일어날 수 있다고 생각하고 중병을 앓고 있는 사람의 발가락 뼈를 관찰해 본 바에 의하면 단 한 사람도 예외 없이 발가락뼈가 괴사되고 있었다.

뼈세포가 죽어서 퇴화되고 있는 발가락 뼈들을 치아로 껌을 씹듯이 치유봉(티스푼)으로 구석구석을 샅샅이 눌러주고 문질러준 후 손으로 부드럽게 만져주니 그들의 뼈세포가 재생되는 기적이 일어나서 모두 쾌차하게 된다.

죽은 뼈세포가 제거되니 새로운 뼈세포가 활성화되고 재생되면서 말초

신경이 되살아났기 때문이었다.

인체의 신진대사 기능은 말초신경이 담당하고 있다. 말초신경의 뿌리
와 성장판은 발 뼈에 있다.

여러분은 오늘부터 할 일이 하나 더 생겼다. 자신의 발가락뼈를 요리조
리 만져보고 눌러보면서 뼈세포를 재생시키고 말초신경을 재활시켜라.

발의 가치를 재평가하여 효율을 높여야 건강할 수 있다. 발 질환의 대
표적인 질병은 중풍이며 모든 성인병, 노인병의 관건이 발에 있음을 여
러분들은 이제부터라도 알아야 한다.

발 질환 점혈방법

걷거나 뛸 때 발뒤꿈치는 최초로 땅
과 부딪치면서 충격을 받는 자리다.
양말을 신으면 제일 먼저 그리고 넓
게 닳아버리며, 신발도 뒤축이 먼저
닳고 찢어지는 것을 볼 때 뼈 조직
이 가장 많이 파열되는 부위이기 때
문에 가장 먼저 뼈 점혈을 해야 한
다. 요령은 전과 동일하다.

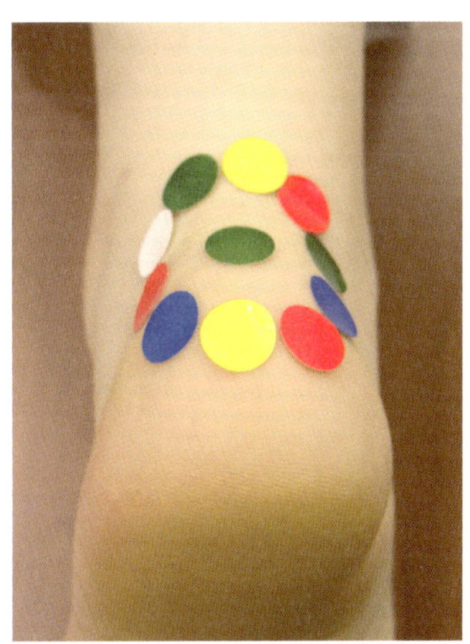

발목의 복사뼈는 수레의 수레
바퀴를 돌리는 축과 같다. 축
이 닳으면 수레바퀴가 빠진다.
걷다가 넘어지는 경우 모두 외
(外)복사뼈가 닳고 닳아서 생
기는 현상이기 때문에 두 번째
로 점혈을 하여야 한다. 요령
은 전과 동일하다.

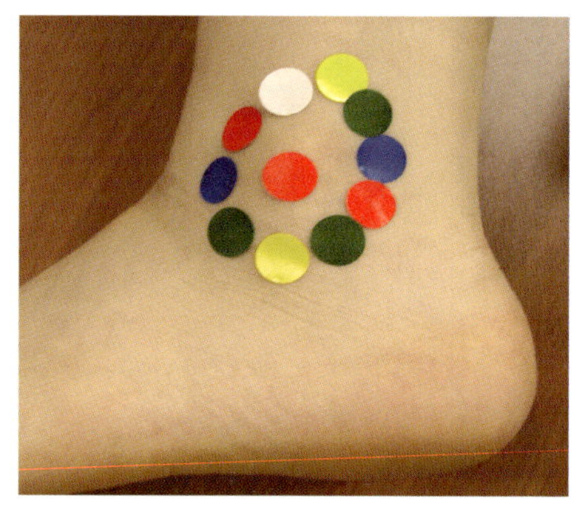

내(內)복사뼈는 외(外)복사뼈
보다는 충격을 덜 받으나, 어
쨌든 같은 축이므로 세 번째로
뼈 점혈을 해야 한다. 요령은
전과 동일하다.

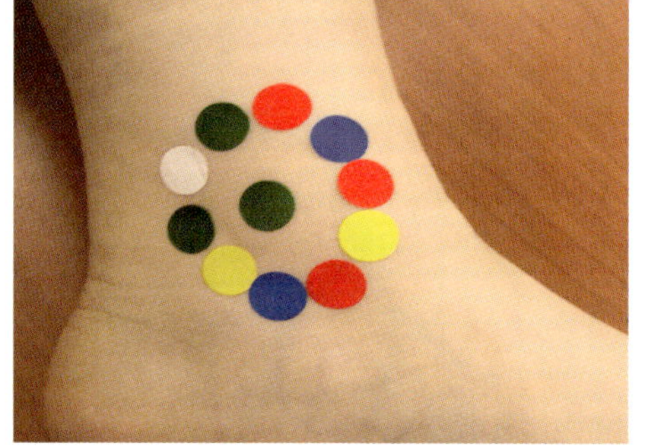

내(內)복사뼈 밑 부분은 그 밑
의 아치형 공간 때문에 체중의
압력을 받아 변형된 변질 뼈
조직이 많이 퇴적되어 있다. 그
래서 네 번째로 뼈 점혈을 해야
한다. 요령은 전과 동일하다.

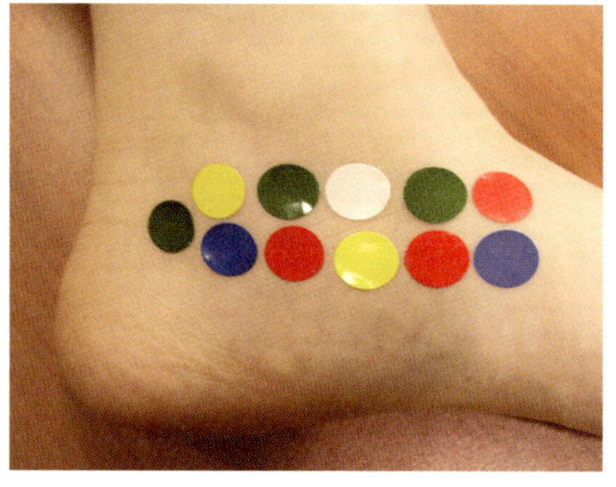

발이 착지(着地)할 때 탱크의 캐터필러가 돌아가듯이 충격과 힘이 전달되어 골병이 많이 들어 다섯 번째로 뼈 점혈을 해야 한다. 요령은 전과 동일하다.

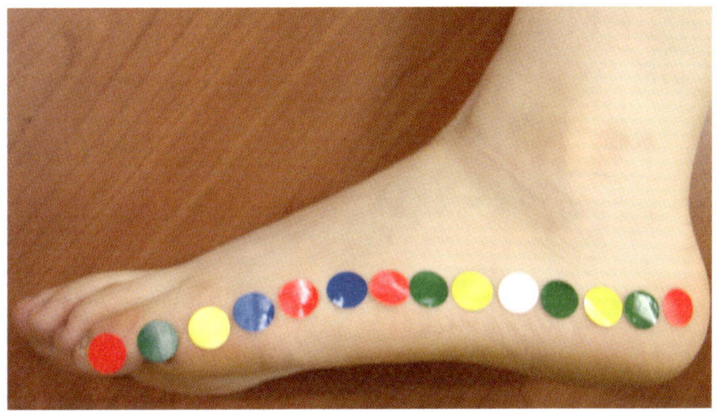

직접 충격은 덜하지만 체중을 싣고 이동시키는 역할을 하기 때문에 여섯 번째로 뼈 점혈을 해야 한다. 요령은 전과 동일하다.

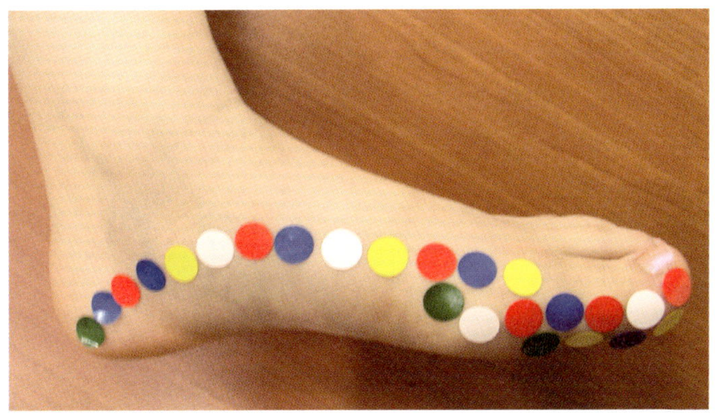

발목 놀림을 힘들게 해야 하기
때문에 골맥(骨脈)이 막혀 있는
경우가 많다. 일곱 번째로 뼈
점혈을 해 주어야 한다. 요령은
전과 동일하다.

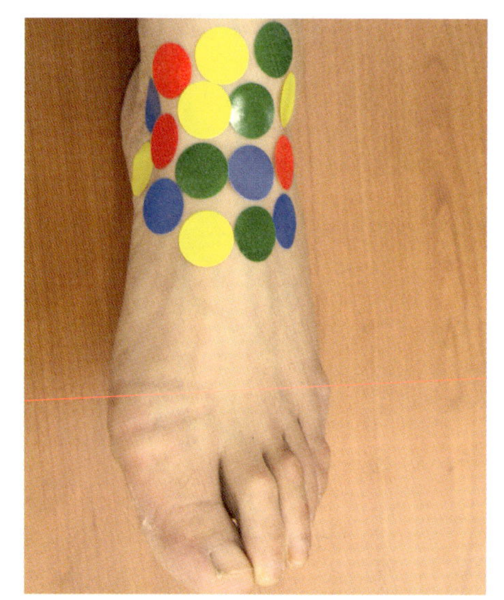

발목의 발등에서 발가락 끝까
지는 물고기의 지느러미처럼
율동의 파도를 치면서 몸을 이
동시키기 위하여 발등 뼈를 사
용한다. 여덟 번째로 뼈점혈을
해야 한다. 요령은 전과 동일
하다.

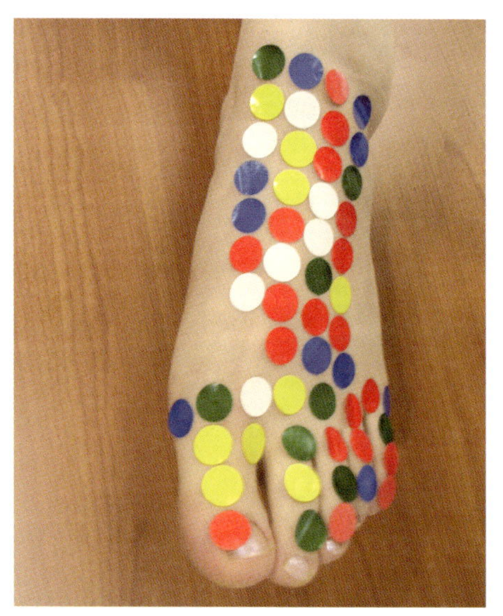

21. 일반 질병을 일으키는 4가지 요소

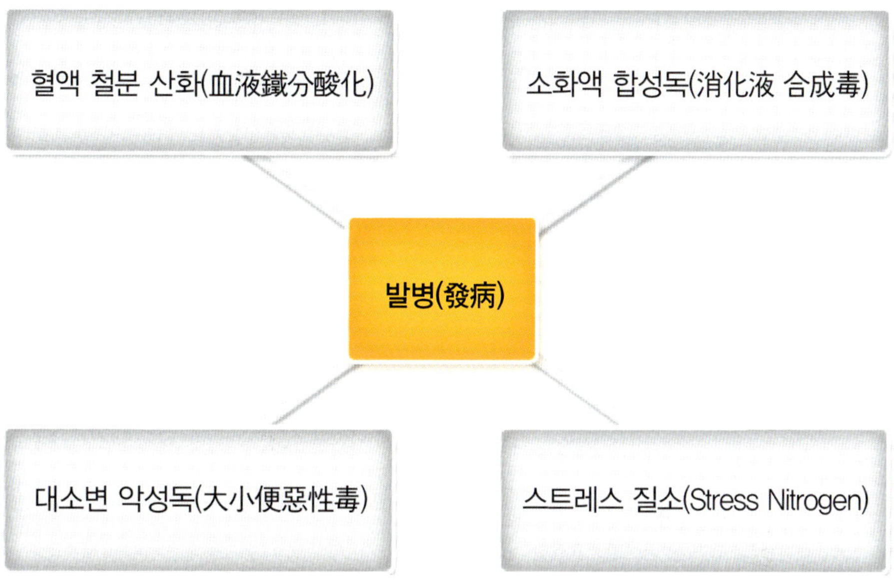

혈액 철분 산화血液鐵分酸化

혈액 속에 있는 철분은 산소와 결합하여 에너지를 만들어 낸다. 철은 산소와 결합하면 화학반응으로 산화하여 녹이 슬고 혈관벽과 뼈의 벽에 붙어서 뼈의 혈액생성기능과 유통기능을 마비시켜 각종 질병을 유발시킨다.

대소변 악성독大小便惡性毒

인체의 중심부분에 대소변 배설기관에서 배설 기능을 하고 있는데 항상 잔량이 남아 있다. 젊고 건강하지 않은 사람은 변을 담고 있는 기관의 세포조직이 탄력을 잃어 변독(便毒)이 새어 나와서 엉덩이 양쪽 움푹 들어간 곳에 모여 있다가 넘치게 되면 허리(腰)로 올라가서 척추디스크, 무릎(膝)으로 내려가면 무릎관절염을 유발시킨다.

소화액 합성독消化液合成毒

사람이 섭취하는 여러 가지 음식물이 각종 장기(臟器)에서 분비(分泌)하는 여러 종류의 소화액과 합쳐지면 독한 악취를 풍기는 합성독(合成毒)을 형성하여 소화기관 전반에 퍼져서 만병을 유발시킨다.

스트레스 질소Stress Nitrogen

사람이 스트레스를 받으면 신체적으로 자기 방어 수단으로 호흡할 때 공기 중의 질소를 대량 흡수하여 체내에 축적하여 압력을 상승시킨다. 이 때 생긴 상승압력(上昇壓力)은 신진대사 장애를 일으켜 잠재되어 있는 각종 질병을 유발시킨다.

혈액 속에 철분은 왜 있어야 하는가?

필자가 초등학교 3학년 때 자연 시간에 심장의 역할을 배울 때였다. 심장은 박동을 하여 혈액을 대동맥으로 뿜어 보낸다는 선생님의 설명을 듣고 참으로 대단한 일을 한다는 생각을 하였다. 집으로 돌아 온 그날, 배운 교과서를 다시 꺼내서 꼼꼼히 보던 중 정맥의 실핏줄에서 대정맥으로 다시 들어가는 원리는 심장박동의 원리로서 설명될 수 없음을 알았다.

이런 의문을 스스로 규명해보기로 마음먹고 세월을 보내던 중 황량(荒凉)한 죽음의 사막에 오아시스가 존재함을 보고 지구의 오묘함을 읽을 수가 있었다. 오아시스의 상징에는 꼭 야자수가 나오는 것에 큰 관심을 두기 시작하였다.

유달리 키가 큰 야자수 꼭대기에 야자가 열리며 그 열매 속에 물통처럼 물이 꽉 차 있는 것을 영화 화면으로 보고, 물이 그 높은 나무 꼭대기까지 올라가는 원리가 바로 인체의 혈액이 흐르는 원리와 같음을 깨달았다.

혈액 속에 철분이 있으며 수액 속에도 철분이 있어 지구의 남극과 북극의 자력으로 형성된 지구 자기장력(磁氣張力)으로 혈액이 흐르는 것이다. 신경통 환자나 노쇠한 사람이 몸에 자석을 붙이는 이유는 혈액의 흐름을 가속시키기 위함이다.

본 책자에도 야자나무 호흡법으로 자력을 증강시키는 방법을 설명하였다. 이 호흡법은 산화된 철분의 녹을 제거하는 건강법이므로 독자 여러분들이 열심히 수련할 것을 권하는 바이다.

산화철독(酸化鐵毒)은 어떻게 처리해야 하는가? 본 서적의 Bone Cleansing Tech로 처리가 된다.

변독便毒은 어떻게 처리해야 하는가?

현대 가옥의 획기적인 변화는 양변기의 출현이다. 그래서 집안의 변독을 해결하게 되었지만, 몸 안의 변독은 어찌해야 하는가? 양변기를 개발하듯이 인체 내 변기를 개발할 수는 없을까?

약 1만 년 전 원시인이나 21세기 과학의 대향연속에 살고 있는 현대인이나 인체 내 변기에 대해서는 별 수 없이 그대로 답습하고 있는 실정이다. 인체를 모두 사이보그(Cyborg)로 만들 수도 없어 변독을 제거하는 방법만 고안하면 될 것이라고 생각했다. 그 후 필자는 바로 야구공한 개로 이것을 해결할 수가 있었다.

●●●● 변독(便毒)

인체의 상체에서 발생하는 독 중에서 배설 과정에서 발생 하는 독.

상체의 산독과 하체의 변독이 많아지면 신체의 모든 세포 조직을 파괴하여 염증을 유발시키며 바이러스를 배양하고 증식시켜서 만병을 발생시킨다.

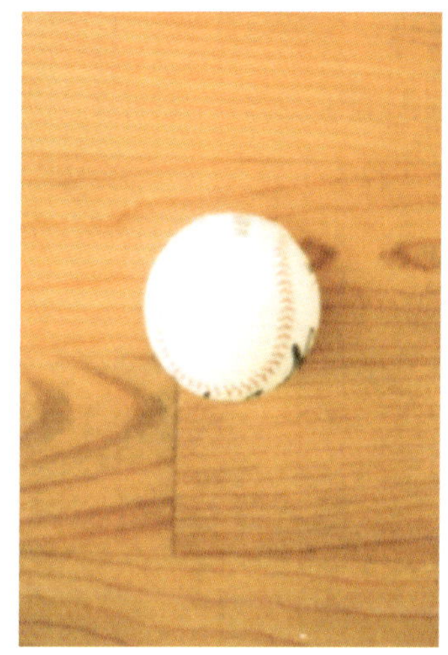 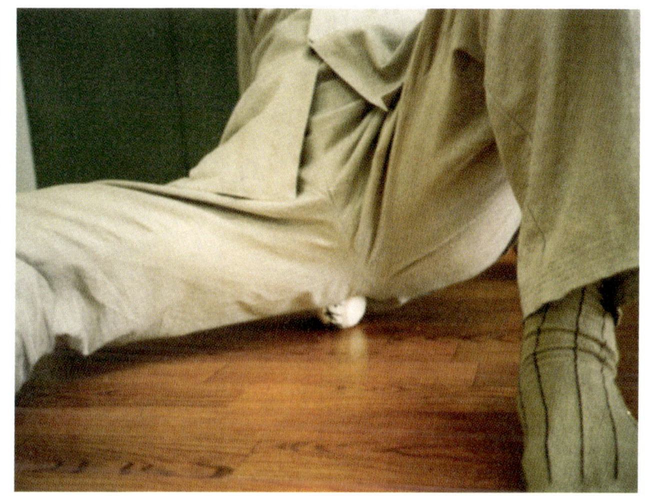

① 야구공을 단단한 바닥에 놓는다.

② 오른쪽 고관절에 공을 대고 문지른다.

③ 왼쪽 고관절에 공을 대고 문지른다.

〈 참고 〉 심한 통증을 느낄 때는 잠시 쉬었다가 계속하여야 한다.

하루 30분간 1주일을 계속하면 통증이 줄어들면서 시원한

느낌을 가지게 되는데 약 1개월간 지속하여야 한다.

산독_{소화액 합성독}은 어떻게 처리해야 하는가?

우리는 매일 사용하는 식기를 깨끗이 설거지하고 끼니때마다 사용하며 입안을 양치질 한다. 그러나 하루 세 끼를 소화시키는 소화기관은 죽는 순간까지 단 한 번도 깨끗이 한 적이 없다. 이것은 마치 평생 칫솔질 한 번 해 본 적이 없는 입 안이나 한 번도 씻은 적 없는 더러운 그릇에 끼니 때마다 음식만 담아서 먹는 것처럼 사람의 몸 안은 음식찌꺼기와 소화액의 합성물인 산독으로 채워져 있다.

이 산독은 Bone Clinic으로 해독할 수가 있는 것이다.

화장실의 정화조처럼 산독은 견갑골(어깨쭉지 뼈)의 공간에 고여 있다.

① 벽에 등을 기대고 야구공을 견갑골에 댄 후 몸을 벽쪽으로 밀면서 야구공을 문질러 준다. 이때 통증은 정신이 아찔할 정도로 고통스러운데 여러번 반복해 보면 기적이 일어난다. 숨이 멎을 정도로 아픈데 한여름 불볕 더위에 산골의 시원한 바람이 불듯이 시원함을 느끼게 된다. 그리고 어깨 결림이 씻은 듯이 나아짐을 알게 된다.

② 야구공을(닭이 알을 품듯이) 겨드랑이에 끼워서 압박을 준다. 자신의 병을 고치기 위하여 큰 마음을 먹고 참으면서 계속 꾸준히 노력하면 환골탈퇴의 병치유 효험을 체험하게 된다.

질소 독 스트레스은 어떻게 처리해야 하는가?

사람은 숨을 들이마실 때 코와 입 그리고 전신 피부를 통하여 산소와 질소를 함께 흡입한다. 기분이 좋을 때는 피부 표면을 편하게 열어서 코와 입 그리고 피부로 대량으로 산소를 흡입하여 신진대사의 기능을 원활하게 한다. 웃음이 건강의 왕도인 이유가 모든 세포의 기문을 활짝 열어놓기 때문이다. 기분이 나쁠 때는 그 정도에 따라 피부 표면을 닫게 되는데 소름이 끼치고 닭살이 돋는 것이 그 예라 하겠다.

특히 화를 낼 때는 체내의 기 흐름이 역류되어 전신 혈관에 압박을 가하게 된다. 이때 공기 중에 질소를 대량 흡입하여 폐, 심장 및 혈관 보호를 위한 비상체계로 돌입한다. 스쿠버 다이버들이 심해에 잠수할 때 산소통에 다량의 질소를 넣는 것과 같은 이치이다. 사람이 오랜 세월 생활고에 찌들 경우 추한 몰골이 되는 것은 체내에 질소가 정상이상으로 과다하게 축적되었기 때문이다. 이러한 질소 독을 효과적으로 처리하는 방법에는 비교심리를 이용하면 된다.

우리 조상의 현명한 생활 철학 중에 '내려다보고 살아라.'라는 속담이 있다. 자신의 처지보다 못한 사람이 반드시 이 세상에 있기 때문에 자신의 비참한 처지를 남의 참혹한 처지와 비교하여, '나는 그래도 낫다'고 스스로 위로하며 심리적인 좌절과 패배감에 자신을 내 주어서는 안 된다라는 뜻이다.

필자가 과거에 식물인간이었을 때, 이 비교심리로 죽음과 파멸의 늪을 빠져나올 수 있었다. 식물인간으로서 심장이 멎으니 잠시 후 뇌에 있던 혈액이 졸졸 흘러내리는 소리를 들었다. 좀 더 지나니 뇌가 식어버려 혼이 몸 밖으로 나가서 나의 시신을 내려다보는 유체이탈을 수없이 되풀이 하는 과정을 겪으면서도 지금 이 순간에 시체가 영안실로 들어가는 운명보다는 아직은 내가 한 수 낫다고 위로를 게을리 하지 않았다. 이렇듯 비참하고 처참하며 참혹한 순간에도 이렇게 스스로 발휘한 비교심리(比較心理)의 자위노력은 식물인간이 되기 전보다 더 우월한 신체 조건을 갖추게 해주었다.

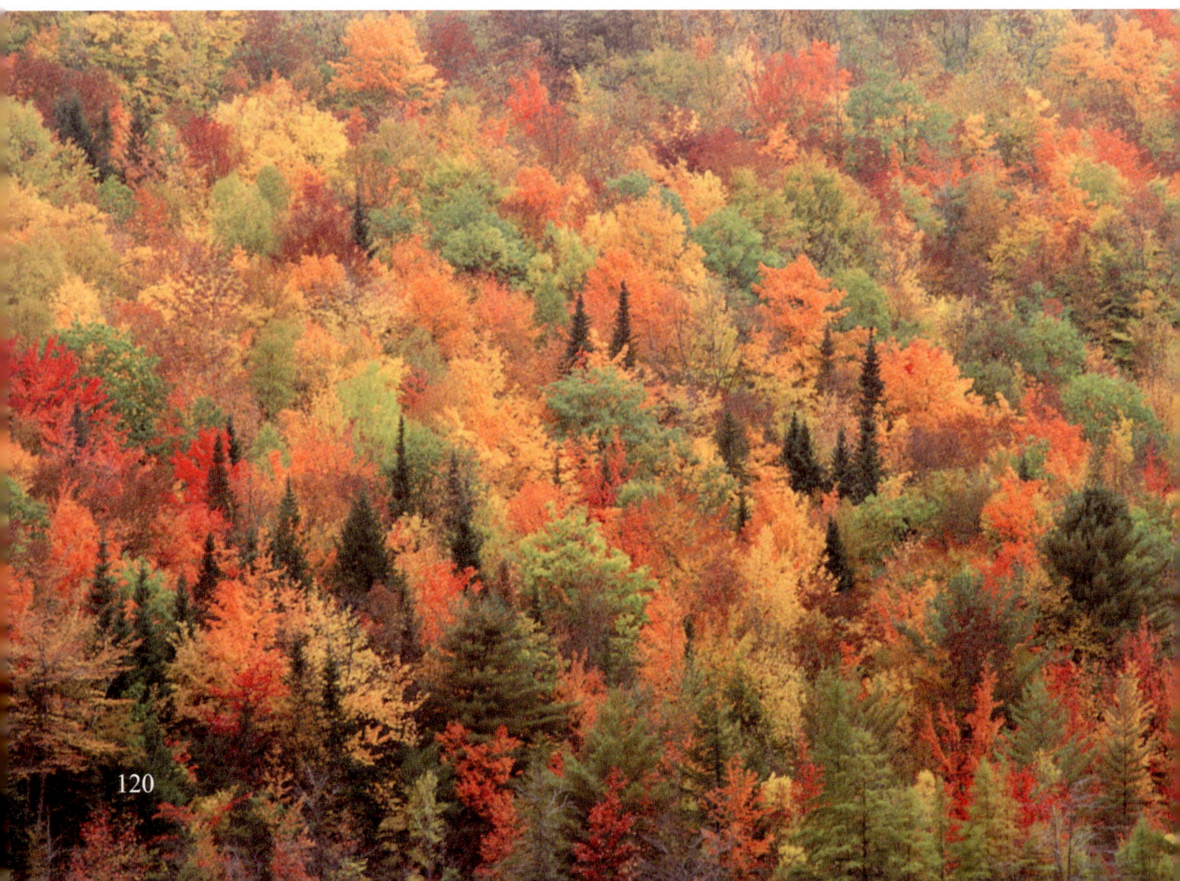

22. 병病·질疾·환患의 개념 정립概念定立

기존 의술이 인류에게 만족할 만한 의료봉사를 할 수 없는 중대한 결함 중의 하나는 병, 질, 환의 개념이 전혀 정립되지 않아 한 사람의 의사가 종합적인 능력을 두루 갖추지 못한 데에 있다.

예를 들면, 한 사람이 머리가 아프다든지 밤에 잠을 잘 자지 못하는 단순한 증상을 보더라도 원인이 육체적인가 정신적인가 아니면 영혼적인지를 구별하여야 함에도 전혀 식별할 능력이 없다. 때문에 무조건 획일적으로 스트레스가 원인이라고 매도해 버리는 것이다.

오늘날 수많은 환자들이 병원에 갔다가 이 말을 듣고 병원 문을 나서면서 불평을 늘어놓는 것이 현실이다.
이러한 폐단(弊端)은 언제까지 계속되어야 되는가?

그래서 병, 질, 환의 개념정립의 중요성을 일일이 설명하고자 한다. 이제부터는 누가 아프다고 하면, 상식적으로 육체적 문제인지 정신적 문제인지 영혼적 문제인지 마치 구구단을 외우는 것처럼 또는 색깔의 삼원색을 알듯이 그 원인 규명을 생활화해야 한다.

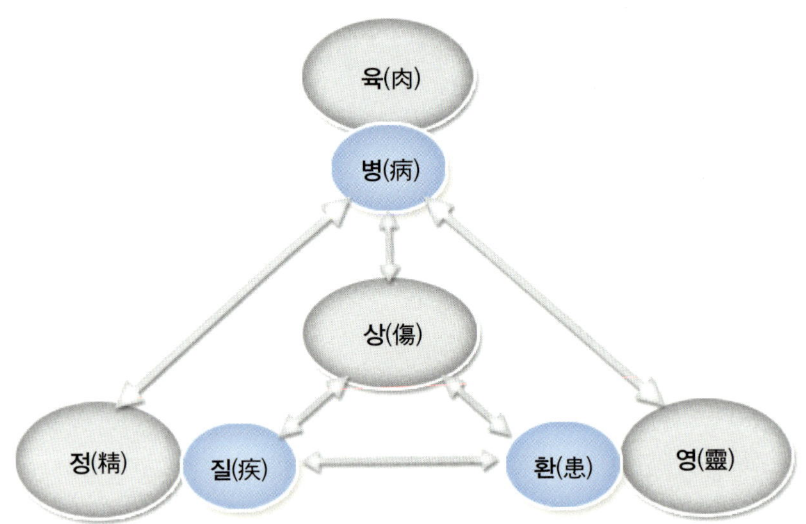

●●● 병(病)

육체적인 상처를 입어서 발생하는 아픔을 병(病)이라고 한다.
병(病)을 해자(解字)하면 疒(병들어 누울 녁)과 丙(열 또는 불 병)
이다. 즉 몸에 열이 나서 드러누우니 육체적으로 앓는 것으로
병자(病者)인 것이다.

●●● 질(疾)

정신적인 상처를 입어서 발생하는 아픔을 질(疾)이라고 한다. 疾
을 해자(解字)하면 疒(병들어 누울 녁)과 矢(화살 시)이다. 정신
적인 충격은 화살과도 같다. 사람은 심한 정신적인 충격을 받으
면 화살을 맞은 사람과 똑같은 현상이 생긴다는 데에서 비롯된

것이다. 정신적으로 앓게 된 것은 질자(疾者)가 된다.

●●●● 환(患)

영혼의 상처를 입어서 발생하는 아픔을 환(患)이라고 한다.

患을 해자(解字)하면 串(꼬챙이 곶)과 心(마음 심)이다.

串(곶)자는 감 껍질을 깎아 말려서 대나무 꼬챙이로 찔러 여러 개를 한 데 묶는다는 데에서 나온 말이다.

곶감이라는 단어를 생각해 보면 알 수가 있다.

사람의 마음을 곶감처럼 꼬챙이로 찌른다는 말이다. 그러면 마음에 꼬챙이를 찌르는 것이 어째서 영혼이 상처를 받았다고 할 수 있느냐고 반문할 수가 있다.

물론 4차원과 5차원의 세계에서는 엄격히 다르다.

그러나 3차원 세계에서 일반적으로 널리 사용하는 심령술, 심령학자, 심령세계, 심령대부흥회라는 단어에서 볼 수 있듯이 일단 같이 보더라도 크게 틀린 것은 아니다.

왜냐하면 제 1권은 3차원에 관한 것만 다루고 있기 때문이다.

모름지기 인간의 아픈 형상을 제대로 고치려면 반드시 병 질 환(病疾患)을 구분할 수 있는 실력을 갖추어야 한다.

그렇지 않으면 알게 모르게 앓는 자(者)에 대하여 너무나 많은 잘못을 저지르는 결과가 된다.

23. 노화를 방지하는 방법

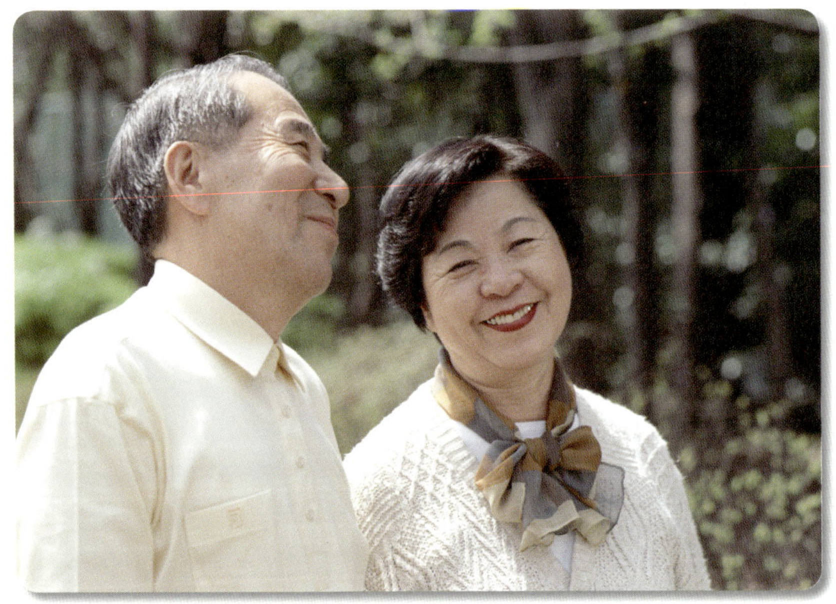

특별한 몇 사람을 제외하고는 모든 인간들은 죽음을 제일 두려워한다. 그 다음으로 두려워 하는 것은 노화이다. 천하를 주름잡았다 폈다한 영웅호걸도 세월 앞에서는 추풍낙엽 신세가 되는 것이 바로 노화 때문이다.

노화를 논할 때 빼놓을 수 없는 인물이 있으니 바로 진시황이다. 진시황은 최초로 중국 대륙을 통일하고 최대의 만리장성을 쌓았고 최고의 시황묘를 만든 불세출의 영웅이었지만 제일 무서워했던 것은 바로 노화였다. 이에 최초, 최대, 최고의 주인공 진시황은 불로초를 구해 오라고 신하들에게 명했다.

불로초를 구하고자 한반도를 내려온 불로초 특사 서복(徐福=徐市)은 제주도까지 내려왔으나 불로초를 구하지 못해 본국으로 귀환할 수 없어 주저앉아 살게 되어 제주도 원주민이 되었다고 한다. 진시황의 단 한 가지 실패작은 노화방지법인데 입으로 먹는 것으로 해결책을 찾고자 한 데에 잘못이 있었다.

필자는 어릴 때부터 죽음을 체험하여 항상 언제 죽을 지도 모르는 두려움 속에 동심을 보냈다. 천진난만한 동심이 죽음의 덫에 걸려서 하루하루를 힘겹게 산 것이다. 이런 처참한 운명 속에서 노인들이 늙음을 한탄하는 것을 보고 들었을 때 참으로 우습게 느껴졌다. 내 자신이 빨리 죽지 않고 천만다행으로 오래 살게 된다면, 늙어도 아무 불평도 하지 않고 저렇게 좀 늙는다고 절대로 엄살을 부리지 않으리라 생각했다. 삶의 차원에서 노화를 쳐다보면 마치 공중에 나는 새를 쳐다보아서 잘 모르는 것처럼 그 사실을 제대로 알 수 없다.

기껏 생각나는 것이 불로초 밖에 없고 보양식 먹는 생각 밖에 못한다. 그러나 높은 죽음에서 낮은 노화를 내려다보면 노화 사실을 훤히 볼 수 있다. 노(老)의 사실을 알고 극복하면 아름다운 소망을 성취할 수 있다.

노老의 삼면성三面性

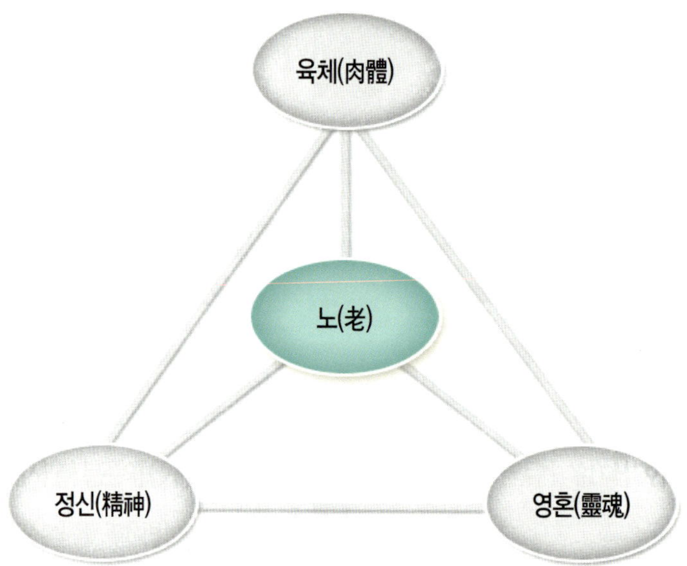

우리 인간은 육체 · 정신 · 영혼이 삼위일체의 존재이다. 그래서 무엇을 하고자 할 때 반드시 위의 3가지를 함께 합동으로 일을 추진해 나가야 비로소 올바른 해결책을 얻을 수가 있다.

그런데 옛날이나 지금이나 노화방지를 어떻게 하면 효과가 있는지를 설명하는 것을 보면 꼭 무엇을 먹고 마시는 것 밖에 모른다. 삼각대를 펴서 카메라를 설치할 때 다리 한개만 뽑아서 카메라를 설치하면 사진도 못 찍고 카메라까지 부셔버리게 된다. 노화방지의 염원을 효과적으로 성공하려면 3가지를 함께 알고 행하여야 한다.

육체노肉體老의 5회로

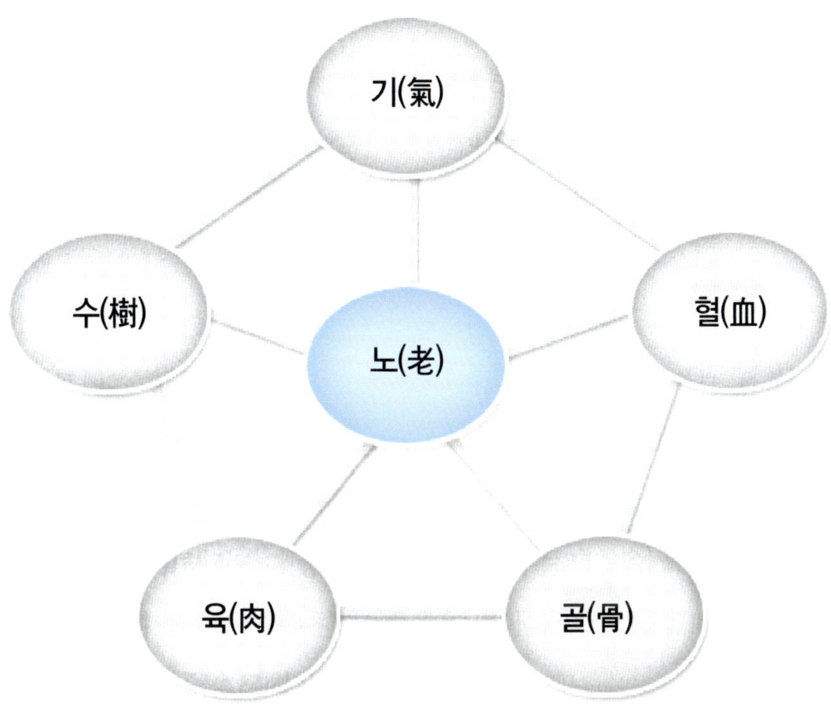

●●● 기(氣)의 노화

몸이 병약(病弱), 쇠약(衰弱), 허약(虛弱)해지면 기가 쇠퇴하여
늙는다.

●●● 수(樹)의 노화

매일 2ℓ의 물을 마시지 않으면 수액(樹液)이 오염되어 수(樹)가 늙는다. 체중의 ⅔가 물의 무게이므로 일반인의 평균 체중 60kg을 기준으로 볼 때 물은 약 40kg을 차지한다. 40kg의 물 중 혈액량 4kg을 빼면 수액은 36kg이 된다. 성인의 하루 소변 배출량이 약 1ℓ이므로 매일 생수 2ℓ를 마시지 않으면 오염된 하천수가 몸 속을 채우고 있는 것과 같다. 즉 썩은 물이 몸속을 가득 채우고 있는데 어찌 늙지 않겠는가!

●●● 육(肉)의 노화

영양분이 결핍되거나 과잉 상태가 되면 육(肉)이 늙는다.

●●● 골(骨)의 노화

뼈 속에 잠복되어 있는 병마(病魔)가 활동하면 골(骨)이 늙는다.

●●● 혈(血)의 노화

혈액(血液)속의 철분(鐵分)이 산화되어 녹물이 되고 병마(病魔)의 분비물이 과다해지면 혈(血)이 늙는다.

정신노精神老 의 사면성四面性

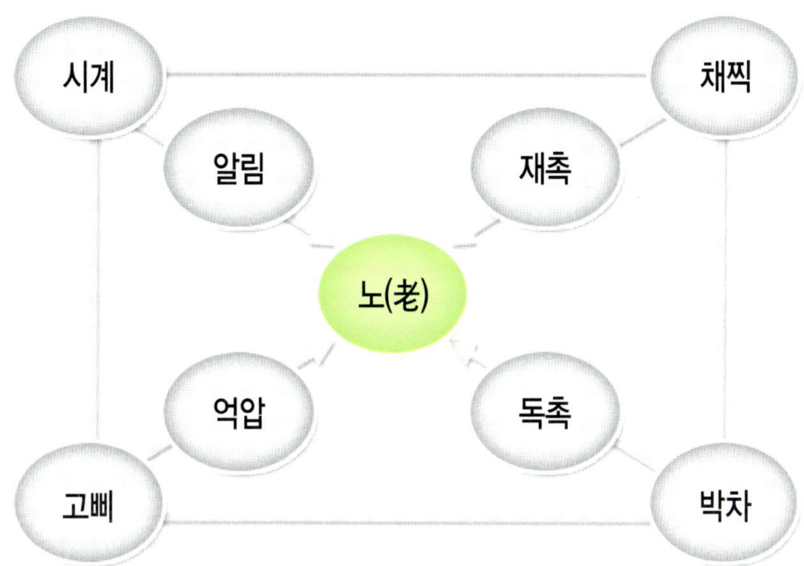

노시계老時計

인간의 정신세계에는 시계가 있다. 그 예로 자명종이 없는 상태에서 새
벽 몇 시에 꼭 일어나야 될 때 자기 전에 몇 번 다짐하고 잠자리에 들면
예정된 시간에 정확하게 일어나는 경험을 하게 될 것이다. 그리고 스스
로 '어떻게 정확한 시계처럼 시간을 아는가?' 라고 반문하게 된다. 바로
정신세계의 시계 때문이다.

때문에 노인은 노인들끼리만 어울려서 시간을 보내면 노화방지에 전혀
도움이 되지 않는다. 똑같은 시간 흐름을 같이 느끼기 때문이다. 가능

하면 어린이와 어울려야 한다.

예를들면 동네의 노인정에는 노인들만 있는 곳이 아니고 동네의 어린이들이 함께 어울려서 노인들의 인생경험에서 나오는 순리와 지혜를 자라나는 꿈나무 새싹들에게 물려주고 싱싱한 어린 새싹에서 풍기는 싱그러움을 노인들은 정신적인 자극을 받아 노시계를 거꾸로 돌아가게 하여야 정신적인 늙음을 방지할 수가 있다.

노채찍

정신력이 강한 사람은 성취욕이 강하여 일을 성취하기 위하여 자기 자신을 세차게 몰아붙이는 재촉을 해댄다. 주마가편(走馬加鞭), 즉 달리는 말에 만족을 못하고 채찍까지 가하고 있으니 어찌 늙지 않을 수 있겠는가!

노고삐

과욕(過慾)이 심한 사람은 욕망(慾望)의 노예가 된다. 가진 것은 거들떠보지도 않고 욕심이 질주하는 말의 고삐만 잡고 있다. 가족과 주위 사람한테 아무리 욕을 먹어도 자기 욕심의 고삐만 결사적으로 쥐고 있으니 손바닥은 땀이 나고 팔이 저리니 어찌 아니 늙겠는가!

노박차

허영(虛榮)에 눈먼 사람은 사막의 신기루(蜃氣樓)를 보고 헤매는 것처럼
달리는 말 옆구리에 박차(拍車)를 가하니 전후 순서가 뒤죽박죽으로 바뀌
게 되어 하루 밤새 백발이 되고 폭삭 늙는 탓을 누구에게 하리오!

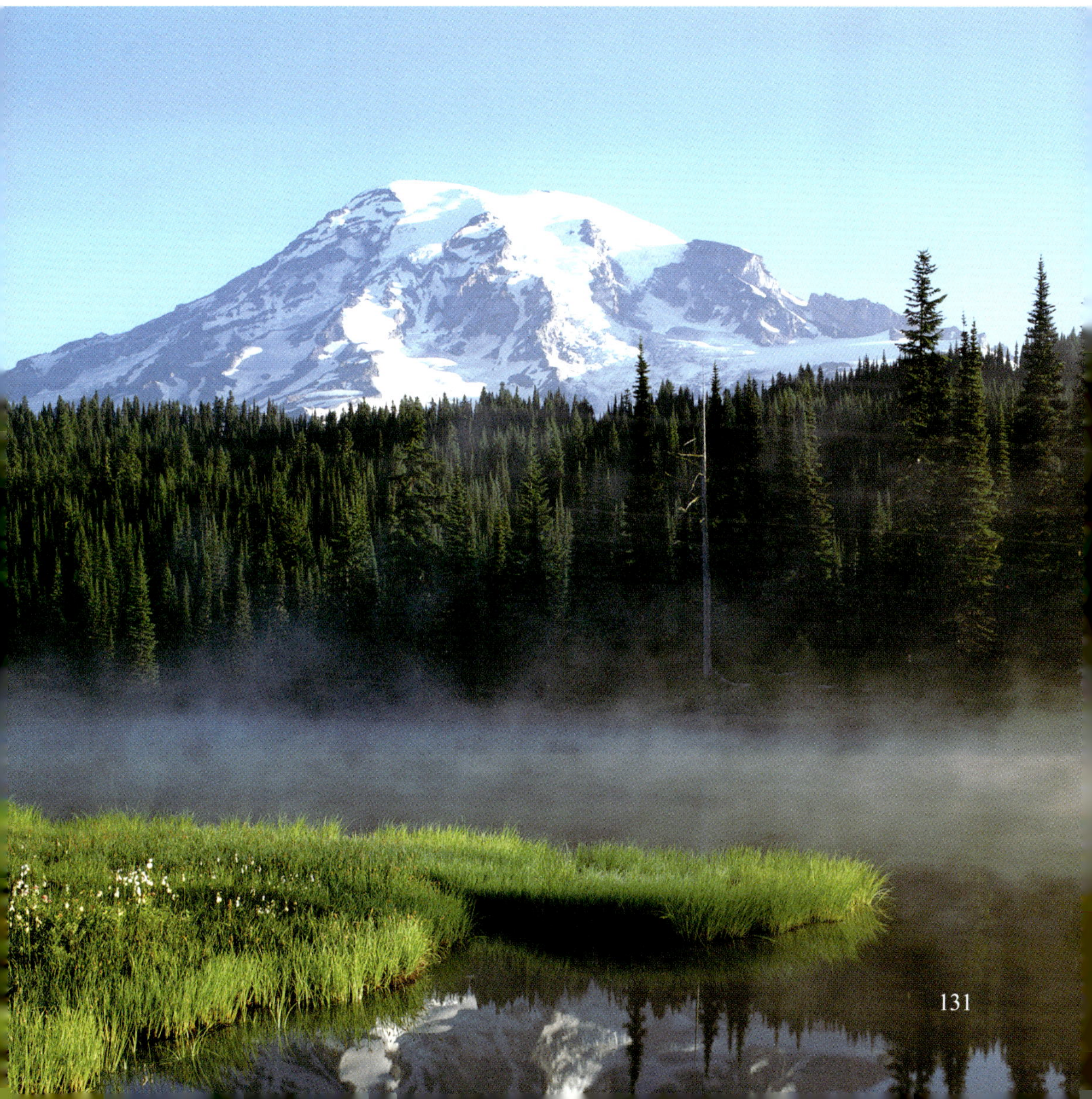

노老는 과정過程의 화化와 종말終末의 몰沒

노화(老化)의 3 끝과 노몰(老沒)의 3목

●●●● 노화(老化)의 3끝

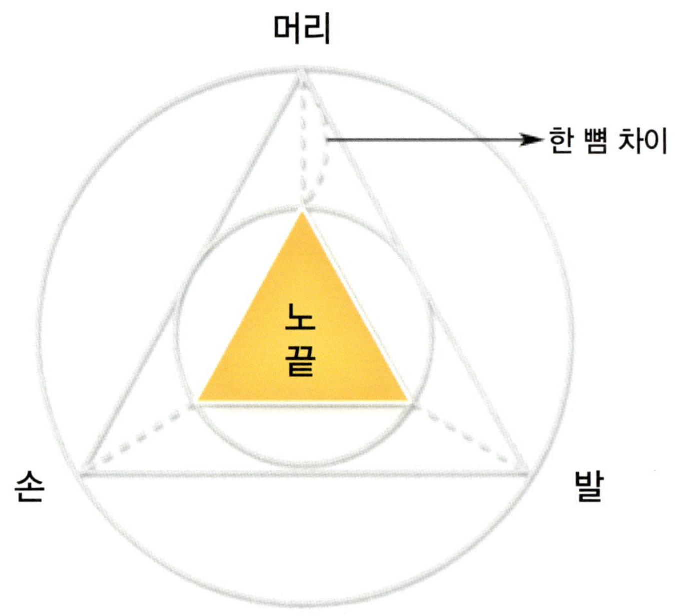

· 화(化)의 3 끝 : 머리끝, 손끝, 발끝

· 몰(沒)의 3 목 : 목, 손목, 발목

· 끝 노화의 주요 원인 :　단단한 물체와 끊임없는 충돌과 마찰

　　　　　　　　　　　　　　발끝은 걸을 때마다 딱딱한 땅바닥과 충돌하

　　　　　　　　　　　　　　며 손끝은 물건을 만질 때마다 딱딱한 물체와

　　　　　　　　　　　　　　마찰하며 머리끝은 잠을 잘 때마다 베개와 매

　　　　　　　　　　　　　　일 6 ～ 8시간 마찰한다.

●●●●노몰(老沒)의 3목

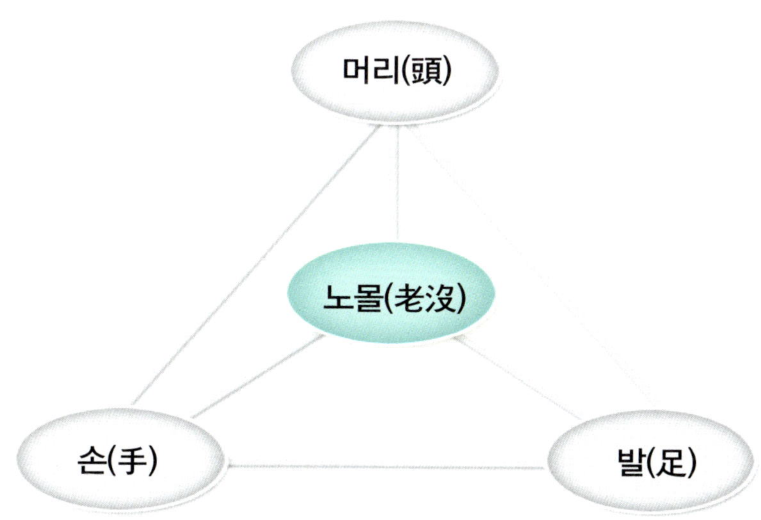

노몰老沒의 3목

●●● 목 노몰(老沒)의 주요 원인

끝에서 오는 충격, 목의 회전 운동의 과다

●●● 목

무거운 머리와 평균 60kg이상 몸통의 연결 부위

●●● 목의 노몰(老沒)과정

무거운 머리와 평균 60kg이상의 몸통과의 연결 부위의 격렬한 움직임을 조율하는 과정에서 뼈, 근육, 신경, 기(氣)의 회로, 경혈, 경락 등에 파열 현상이 발생하여 노몰이 온다. 목의 노화로 발생한 주름은 피부미용으로도 해결할 수 없다.

●●● 손목의 노몰(老沒)과정

손목과 열 손가락을 평생 동안 사용하면서 생기는 무리한 손놀림은 손목 관절을 상하게 하여 마침내 노몰하게 되어 손가락 뼈마디가 튀어나오고 손가락 끝의 감각이 없어진다. 이 때 양 손목을 세밀하게 문질러 보면 손목뼈 주위에 뼈돌기가 돋아나 있음을 알 수 있다.

●●● 발목의 노몰(老沒)과정

발목은 평생을 걸어오면서 그 단단한 지표를 축구 선수가 공을
차는 것처럼 차고 살아왔으니 충격을 받은 발목뼈가 상하여 노의
종착역인 노몰 과정을 겪게 되어 걷기만 하여도 넘어지게 된다.
노인들이 쉽게 낙상을 입는 것도 발목 노몰 현상 때문이다.

●●● 발목 노몰(老沒)의 중요성

발목의 노몰은 중풍의 서막을 암시하기도 한다.
노몰은 말초신경을 마비시켜 중풍을 유발한다.
노화(老化)와 노몰(老沒)의 해법은 뼈 심호흡과 Bone Clinic이다.

참고 : www.miraclehealth.net과 치유봉을 꾸준히 사용하여, 건강한 삶을 누릴 수 있다.

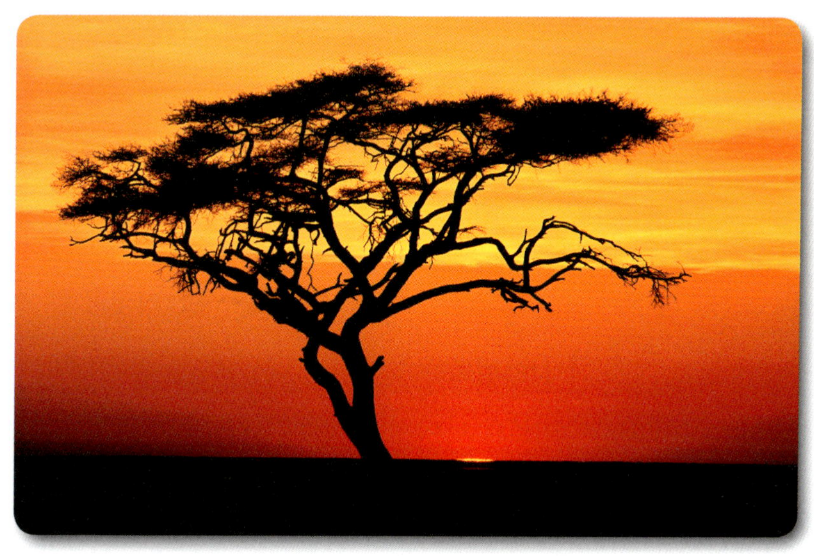

24. 건강상식정리

올바른 섭생법

호흡과 건강

호흡하는 시간과 인체가 살아있는 시간은 일치한다. 호흡은 곧 생명이라고 할 수 있다. 건강한 생명을 유지하기 위해서는 자연순리에 따른 다양한 호흡법 개발이 절실히 요구된다.

필자는 1951년 4세에 죽음을 체험했을 때 심장이 멎는 것을 알았고, 24세 때는 식물인간 상태에서 심장이 오래 멎으니 뇌가 식어버리고 영혼이 몸 밖으로 빠져나가는 유체이탈을 수없이 체험했다. 몸 밖으로 나갔던 영혼이 몸 안으로 들어와 온 몸의 피부 살갗과 전신의 뼈들이 에너지를 다시 공급받으니 심장이 또 다시 박동하는 것도 체험하였다.

이러한 일련의 체험과정을 거치며 사람이 건강한 호흡을 유지하기 위해서는 피부살갗과 뼈를 동시에 사용하는 호흡법이 필수적임을 스스로 깨달았다. 이를 계기로 새로운 호흡법인 식물호흡, 하체호흡을 개발할 수 있었고 지금 60세의 나이에도 20대의 활력있는 건강을 유지하고 있다.

생수와 건강

우리나라에서 생수를 마시는 것에 대하여 여러 가지 이론(異論)이 많아 사람들은 어느 말을 믿어야 할 지 혼란스러워하고 있다. 사람은 일반적으로 육류를 많이 섭취하는 육식인과 야채류 위주로 식사를 하는 채식인으로 구분된다.

●●● 육식인의 경우

육식인은 식사 중에 최소한 2컵의 생수를 마셔야 한다.

육류를 씹을 때 나오는 육즙이 침샘에서 나오는 소화액과 위장에서 분비되는 위산이 합쳐지면 너무나 강한 독성이 합성된다. 고기를 먹고 술을 마시다가 구토를 해 본 사람은 누구나 경험했을 것이다. 따라서 식사 중 물을 조금씩 계속 마셔야 한다. 해외여행을 하면서 스테이크 레스토랑에 가면 큰 물잔에 생수를 계속 가득히 부어 주는데 육식에 생수가 많이 필요함을 말해주는 것이다.

육식인이 채식인의 건강법을 따른다면 건강에 치명적인 손상을 초래할 수 있다.

●●● 채식인의 경우

야채류의 자체의 수분과 섬유질 때문에 식사 중에 물을 함께 마시지 않는 것이 좋다. 우선 여기에서 인체가 하루에 얼마나 많은 수분을 배출하고 있는지 한 번 고찰해보자, 그래야만 매일 필요한 물의 양을 산정할 수 있기 때문이다.

성인의 일일 수분 배출량 입김과 콧김

사람은 숨을 내쉴 때 입과 코로 체내 수분이 배출되며, 대화를 할 때도 끊임없이 수분이 배출된다. 한 겨울에는 육안으로 보이며 여름에는 보이지는 않으나 더 많은 수분이 배출된다. 수면을 취할 때도 콧김을 계속 배출하니 하루 평균 수분 배출량은 물컵으로 약 3컵 정도 된다.

성인의 일일 수분 배출량 소변

물을 많이 마시면 소변량도 많아지나 물을 거의 마시지 않는 사람도 최소한 1ℓ 는 방출한다.

성인의 경우 평균 1.5ℓ 를 소변으로 3 ~ 4회에 걸쳐 체내의 물이 몸 밖으로 배출되는 것이다.

성인의 일일 수분 배출량 땀

기온과 운동량에 따라 차이가 많기 때문에 평균치를 낼 수는 없으나 수분이 배출되고 있다.

결론적으로 특별한 운동이나 중노동을 하는 사람을 제외한 일반인들의 경우 매일 약 2ℓ 정도 체내의 물이 몸 밖으로 배출 및 방출된다.

기침起寢 직후 물 한 잔의 절대적 중요성

●●● 건강철칙 제1조

누구든지 밤잠을 자고 일어난 직후 반드시 물을 한 잔 마셔야 한다.

우리는 밤에 잠을 자는 것에 대하여 깊이 생각하고 연구를 한 바가 별로 없다. 필자는 식물인간으로 1년을 지나면서 혼수상태 3개월, 유체이탈 비몽사몽 상태 9개월 동안 잠을 자는 것과 깨어 있는 것에 대한 명확한 구별과 경계선 없는 애매모호한 현실을 보냈다. 우리가 일반적으로 또한 상식적으로 잠은 단지 휴식하기 위한 방편으로만 알고 있다. 실제로 사람은 잠을 자는 동안 깨어 있어 활동을 하는 것보다 엄청나게 더 바쁘다는 사실을 알게 되었다.

인간의 에너지는 10%의 의식과 90%의 무의식으로 형성이 되어 있다. 깨어 있을 때는 의식층인 10%의 에너지가 움직이는 데 반해 잠을 잘 때는 무의식층인 90%의 에너지가 왕성하게 움직인다. 깨어 있을 때 닫혀 있던 영적 세계가 잠을 자고 있는 동안에 활짝 열려서 길몽을 꾸어 좋은 일이 일어날 것을 미리 알기도 하고 흉몽을 꾸어 나쁜 일이 곧 현실적으로 닥칠 것을 알기도 한다. 또한 돌아가신 부모, 친척을 만나기도 하면서 검은 옷을 입은 죽음의 저승사자에게 쫓겨 밤새 도망 다니기도 한다. 이 얼마나 바쁜 일인가?

그 뿐만이 아니다.

몸의 100조나 되는 세포 하나하나가 청소하는 시간이기도 하다. 몸 안의 모든 노폐물이 방광으로 직장으로 보내져서 잠을 깨면 용변을 보게 되는 것이다. 모든 청소에는 반드시 물을 필요로 한다.

밤새 체내에 있는 물로써 청소를 했으니 눈을 뜨자마자 기필코 사명감을 가지고 생수를 마셔야 한다.

몸 상태가 아주 양호하면 냉수 한 잔
컨디션이 명쾌하지 못하면 온수 한 잔
환자라면 따끈한 물 한 잔을 마셔야 한다.

첫 잔 만큼은 어떤 종류의 차나 음료수를 피해야 한다.

금방 잠에서 깨어난 몸은 맑은 물을 밤새도록 갈망하고 기다렸기 때문이다. 맑은 물만이 기쁨을 주어 하루 일과 시작에 큰 도움을 주게 된다.

수분 부족은 건강에 치명적이다

수분이 부족하면 생태 기능이 저하된다.

수분 부족은 체내 염분 농도를 상승시켜 전기의 전압이 상승되어 생체 기능이상을 초래하여 질병을 만들어 낸다.

부족한 수분이 체외로 방출되는 것을 막기 위하여 방광으로의 수분 이동을 차단하게 되는데 장기적인 경우 방광염을 일으킨다.

또한 방광에서는 암모니아를 대량 생산하여 체온을 저하시켜 땀샘으로
의 수분이동을 차단하면서, 비상 출력을 가동시켜 피부를 통해 습기를
흡수하여 비상용 수분을 만든다. (에어컨을 틀면 물이 생기는 원리)
유달리 짠 음식을 많이 먹고 생수를 피하고 온갖 종류의 차를 마시며
자연건강법을 역행하고 있는 오늘의 우리 한국인!
유례없는 각종 질병에 시달리고 있음에 오늘부터 물관리 요령을 실천
하여야 한다.

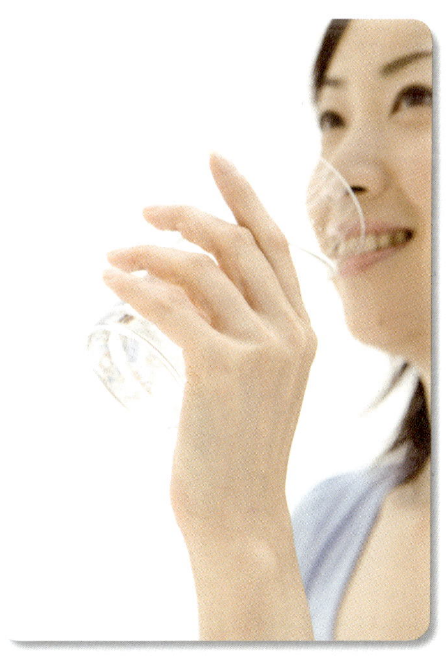

25. 음식과 건강

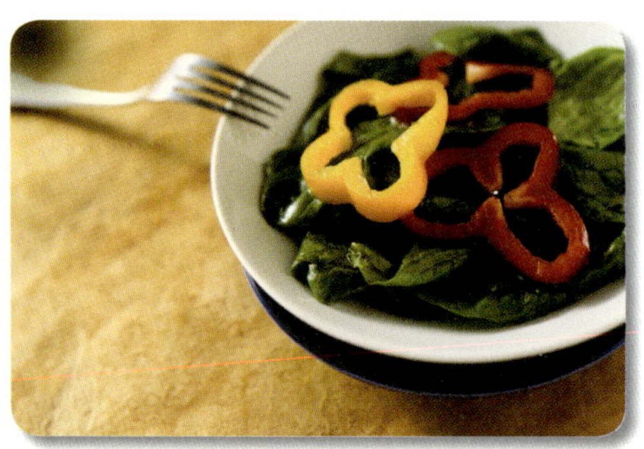

우리나라 국민은 잘못된 식습관을
바로 잡아야 건강할 수 있다.

하루에 두 끼만 먹는다

하루 두 끼만 먹어야 할 사람이 세 끼를 계속 먹으면 몸 안 생태계가 파괴되어 온갖 질병이 생긴다.

왜냐하면 하루 두 끼를 먹으면 체내 모든 기관의 기능이 정상적으로 움직이는데 상습적으로 한 끼를 더 먹음으로써 소화기관이 기능장애를 일으켜 음식은 먹어도 체내에 영양분이 흡수되지 않고 오히려 과식으로 인한 영양실조가 되기 때문이다.

●●● 하루 세 끼 식사를 해야 할 사람

중노동자, 군인, 운동선수

오전 6시 이전에 기상하여 일하는 근로자

●●●● 하루 두 끼만 식사해야 할 사람

사무직 근로자, 학생, 오전 7시 이후에 기상하여 일하는 근로자 (아침 공복을 면하기 위한 간단한 스낵은 좋다.)

시장끼의 절대적 중요성을 망각하면 안된다

자연의 법칙에 의하면 동물은 시장끼에 의하여 먹이를 섭취한다. 『정글북』이란 동화책을 보면 『동물은 배가 고플 때 다른 동물을 잡아먹는데, 인간은 재미로 살생을 한다.』라는 대목이 나온다. 즉 배가 고파서 음식을 먹는 것이 아니라 입맛을 위한 음식을 먹는 폐단을 지적하고자 한다. 로마가 망한 이유 중 하나가 귀족과 평민의 입맛을 위한 식도락 행위에 있었음을 우리는 참고해야 한다.

TV 의 『생로병사의 비밀』 프로그램을 보면 세계 각국의 장수하는 사람은 예외 없이 소식(小食, 素食)을 하고 있다. 덩치가 큰 코끼리는 풀만 먹고, 힘센 황소는 지푸라기만 먹고, 설원을 질주하는 말은 건초 몇 점만 먹는다는 자연 이치를 깨닫고 실천하여야 무병건강할 수 있다.

과식을 하면 시장끼를 느끼는 기능이 파괴된다.

시장끼를 느낄 때는 체내의 모든 기관이 음식을 섭취하기 위하여 혼연일체를 이룬다. 때문에 이 때 음식을 먹으면 아무리 험한 음식이라도 맛이 있으며 먹는 음식의 영양분을 모두 섭취하게 된다. 따라서 시장끼가 없으면 느낄 때까지 기다렸다가 식사하는 습관을 가져야 건강한 몸을 유지 할 수 있다.

육식인과 채식인이 주의할 점

●●● 육식인이 주의할 점

육식인의 질병 발생 원인은 육식 자체에 있는 것이 아니다. 질병 발생의 원인은 고기를 구워 먹을 경우 대부분 고기의 탄 부분을 먹는 것에 있다. 불에 탄 부분은 암을 유발하므로 꼭 잘라내고 먹어야 한다.

●●● 채식인이 주의 할 점

지나친 채식은 오히려 체내에 채소의 독소를 쌓이게 한다. 체내에 독소가 쌓이면 피부에 윤기가 없어지고 피부 조직이 부실해져 조로(早老) 현상 등 신체 불균형을 초래하는 등 질병을 발생시킨다. 때문에 극단적인 채식은 피하는 것이 좋다.

전통적으로 염분을 과다 섭취한다

지구촌의 일부 민족들은 소금을 식탁에 얹어 놓고 먹기 때문에 먹는 사람이 직접 소금양을 조절하여 넣는다.

소금을 자신의 눈으로 직접 보며 쉽게 조절한다.

그러나 우리나라 밥상에는 설렁탕집을 제외하고는 소금이 직접 모습을 잘 드러내지 않기 때문에 간장, 된장, 고추장, 청국장, 장아찌, 수십 종의 젓갈류 및 갖가지 짠 밑반찬들의 염분이 자신의 몸 안에 얼마나 들어가는지도 모른다.

언론매체에서 염분 섭취를 줄여야 한다고 강조해도 식탁에서 소금을 보지 않고 사는 우리로서는 염분섭취를 줄이는 일이 말처럼 쉽지 않다. 식탁에서 젓갈과 밑반찬을 아예 없애는 방안도 검토해 봐야 한다. 우리나라에는 암 환자가 너무나 많고 계속 증가하고 있는 추세다. 젓갈과 일반 밑반찬과는 달리 발효식품인 김치와 된장에는 항암 물질이 들어 있다.

그렇다면 매 끼니때마다 김치와 된장을 먹는 대한민국에는 암 환자가 마땅히 없어야 말이 된다. 그러나 실상은 온갖 암 환자로 넘쳐나고 있다.

과다한 염분 섭취는 체내 전기의 과전류현상을 초래하며, 과전류는 발효된 항암 분자구조를 재발효시켜 발암 분자구조로 만든다. 이제 범국민적으로 젓갈과 밑반찬 줄이기 운동을 해야 한다.

후식 금지와 남은 음식 안 먹기

우리 국민 대다수가 질병으로 고생하는 주된 원인은 식사 후, 후식과 남은 음식을 그 자리에서 마저 먹어버리는 습관에 있다.

우리나라의 전통 후식은 원래 식사 직후에 마시는 숭늉 한 그릇이 고작이었다. 그런데 오늘날 우리의 식습관은 어떠한가?

특히 외식을 하고 대소 잔치를 할 경우 각종 밑반찬에다 고기까지 굽고 매운탕까지 먹고 나면 위장이 팽만하게 된다. 이제 그만 먹고 열심히 호흡을 해야 하는데 후식으로 과일과 각종 차까지 곁들인다.

또 알뜰한 주부들은 어떠한가?

가족을 위해 10원, 20원 깎아 가며 장을 봐 와서 열심히 정성을 쏟아 조리하여 식사를 마치면 먹다 남은 음식이 생기기 마련이다. 이때 다음 식사 때 다시 먹을 수 있는 많은 양이면 문제가 없는데, 소량인 경우 차마 아깝고 손이 저려 쓰레기통에 못 버리고 자신의 입에 다 쓸어 넣어 버린다. 마치 자신의 몸을 쓰레기통 대역으로 시켜 버리는 것이다.

자동차에는 휘발유의 양을 측정하는 계기판이 있다. 휘발유를 계속 넘치게 주입하면 계기판이 망가져 버리고 가득 찬 물 잔에 단 한 방울만 더 넣어도 물이 넘치게 된다. 이 원리는 인체에도 적용되어 넘치는 음식은 소화기관의 기능을 파괴하여 전 국민 질병천국을 만들고 있다. 오늘부터 후식을 금하고 남은 음식에 과감히 미련을 끊어라.

입맛에 따르면 질병이 따르며, 몸맛에 따르면 건강이 따른다

입맛은 양념이 많이 들어갈수록 좋아하기 때문에 자극성이 강한 향료를 쓰게 되며 이러한 자극에 중독이 되어 나이가 들수록 양념 섭취를 많이 하게 된다. 뇌는 몸 안에 들어오는 양념을 분해하여 인체에 필요한 비타민, 각종 호르몬 등 무수한 화학 물질을 만들어내는데 그 과정에서 지나치게 많은 양념이 공급되면 변질된 비타민 및 호르몬을 만들어 버린다.

미식가나 식도락가들이 나이 60세에 이르면 고혈압과 당뇨병은 기본이고 원인불명, 정체불명의 괴질로 고생하는 것을 흔히 볼 수 있다.

몸이 원하는 몸맛은 자극이 없고 담백할수록 좋아한다. 동물들은 양념 없이 풀을 먹고 고기를 먹는다. 자연에는 부엌이 없고 양념이 없기 때문이다.

우리의 몸은 자연의 법칙에 의하여 생명이 영위되고 있다. 자연에 가까워질수록 자연의 혜택을 누릴 수가 있다.

조리가 복잡한 음식일수록 자연성이 파괴되어 먹기 전에 이미 찌꺼기가 되어버린다. 때문에 음식은 간편하고 간단하게 조리해서 먹어야 건강을 누릴 수 있다.

26. 반신욕과 건강

반신욕은 과연 건강에 좋은가?

반신욕이 인체에 어떤 영향을 미치는지 그 어느 누구도 검토한 적 없이 일본에서 건너온 것이라 무조건 좋다고 치부하여 국민 건강에 끼친 엄청난 해를 밝히고자 한다.

반신욕은 일본 사람에게는 아주 좋은 건강법이나 한국 사람에게는 아주 나쁘고 지극히 해롭다. 그 이유는 국민성 차이에서 찾을 수 있다.

먼저 칼을 가지고 비유를 해 보자.
일본 사람의 칼은 사시미칼(회칼)이다. 서슬이 퍼렇고 면도날처럼 날이 서 있어 날카롭기 그지없으며 횟감을 종이 썰듯 예리하게 가른다.

반면 한국 사람의 칼은 부엌칼이다.
연탄집게를 만드는 쇠로써 만든 칼이라 예리함이 없고 고기나 무를 썰어도 뭉툭뭉툭하게 썰 수밖에 없다.

일본 사람은 사시미 칼날처럼 살기(殺氣)가 넘치지만
한국 사람은 뭉툭한 부엌칼처럼 살기(殺氣)가 없다.

그렇다면 반신욕과 살기가 무슨 관계가 있단 말인가?

이를 밝히기 위해서는 먼저 일본의 민족성을 연구해야 한다.

일본인은 원래 동양의 바이킹(Viking)이었고 일종의 해적이었다. 국토는 지진대 중심에 있으며 태풍의 길목에 자리 잡아 항상 언제 어떻게 죽을지 모르는 위험에 떨면서 노략질을 일삼아 살아왔다.

그러던 중 백제가 멸망하자 유민들이 일본으로 건너가서 백제 문화를 전파하면서 새로운 문화가 정착하게 된다.

망국(亡國)의 한을 품은 백제의 무사인 싸울아비(싸우는 남자)의 검법을 습득한 무사들이 일본의 사무라이가 된다.

지진의 죽음, 태풍의 죽음, 사무라이의 죽음. 이런 세가지 죽음의 결합은 지구상에서 가장 무서운 살기민족(殺氣民族)을 탄생시켰다. 일본에는 떡 한 조각 때문에 세 사람이 할복 자살한 이야기가 있다. 한 떡 가게에 사무라이의 부인과 아들이 들렀는데 흥정을 하던 중 떡 한 조각이 없어진 것을 주인이 발견하고 아이가 그것을 먹었다고 했다.

사무라이 부인은 이 아이는 사무라이의 아들로서 절대로 거저먹을 리 없다고 말했으나 가게 주인이 그 뜻을 굽히지 않았다. 부인은 격분을 참지 못하여 어린 아이의 배를 갈라서 결백을 주장하고 부인 자신도 할복 자살하니 떡 가게 주인도 따라서 자결을 했다 한다.

이것이 살기(殺氣)의 결과가 아니고 무엇이겠는가?

이러한 살기는 거대한 중국 대륙과 러시아 대륙을 상대로 1894년 청일전쟁과 1904년 러일전쟁에서 압승하게 했으며, 제2차 세계대전에서 항공모함 함장이 너무나도 간단한 실수만 하지 않았더라면 미국과 일본 간의 태평양 전쟁도 승리하여 세계 역사가 바뀔 뻔했다. 1942년 미드웨이 해전으로 일본 해군 선단이 미국 본토를 공격하기 위한 교두보 확보를 위하여 미드웨이 섬을 향해 폭격할 때였다. 항공모함은 함재기의 ⅓은 항상 비상 대기시켜 두어야 하는데, 이 기본 원칙을 무시하고 전부 출격시켜 무방비 상태일 때 미 해군이 작전수역에 도착하여 일본 항공모함을 격침시켰다. 미드웨이 섬으로 출격했던 비행기들이 임무 수행 후 되돌아왔으나 착륙할 항공모함이 없어서 추풍낙엽처럼 바다에 추락했다. 일본군 항공기의 도움을 받지 못한 일본 주력함대들은 미군 항공기와 미군 전함의 협공으로 괴멸되어 대일본제국 패망의 서곡이 연주되었던 것이다.

독자 여러분은 살기와 일본 해군이 항공모함에서 함재기를 모두 발진시킨 것과 무슨 관계가 있는지 궁금할 것이다.

먼저 살기가 과연 무엇인지를 알아볼 필요가 있다.

동물 세계에는 약육강식(弱肉强食)의 먹이 사슬이 있다.
자신이 살기 위하여 약한 상대를 잡아먹어야 하는데 이 때 살기가 움직인다.

인간의 세계에서는 약육강식(弱肉强食)의 권력 사슬이 있다. 강자는 약자를 돕지 않고 지배한다. 말을 타면 말고삐를 잡을 종이 필요한 것처럼 자신이 편하기 위하여 약한 상대를 노예로 부리기 위한 계기를 만들어야 하는데 이 때 살기가 움직인다.

인류 사회에서 전쟁이 영원히 사라질 수 없는 것이 이 때문이다. 이러한 살기의 속성은 공격력만 가지고 있으며 방어력은 가지고 있지 않다. 그래서 살기의 기본 전략은 연속적인 공격이 최상의 방어라는 논리를 가지고 있다.

바로 이러한 살기의 논리에 따라 미드웨이의 공격을 연속적으로 감행해야만 된다는 필연적인 판단을 하고 만에 하나 미국 함대가 올 수 있다는 방어적 개념이 전혀 존재할 수 없었던 것이다.

오로지 공격적이기만 한 살기는 공격력이 통하는 약자(弱者)한테는 모질고 악독하게 만행과 악행을 주저없이 행사하나, 강자에게는 온갖 미소와 아부, 아첨과 아양을 떠는 것이 또한 특징이다.

우리 민족은 중국대륙의 청룡도 살기와 일본 섬나라 사시미칼의 살기의 어지러운 난무 속에 몸을 다치지 않고 살아남으려면 전 국민이 살기를 제압할 수 있는 정신 무장과 능력을 보유하여야 한다.

이제 반신욕과 건강을 결론짓기 위하여 반신욕으로 돌아가자.
왜 지구촌 최대의 살기민족(殺氣民族)인 일본인이 반신욕을 하는가?

잠에 취하여 숙면을 하는 사람이 결코 살기를 가지는 법이 없고, 술에 취하여 고주망태가 되어 있는 사람 역시 살기를 가질 수 없다.

가슴에 한(恨)을 품은 자, 마음에 악(惡)을 가진 자만이 살기(殺氣)를 불러일으키는데, 가슴의 명치인 중단전(中丹田)에서 발생하여 수직 상승하여 이마의 미간인 상단전(上丹田)으로 뻗치는 해악(害惡)의 요마사악령(妖魔邪惡靈)의 힘이다.

사람은 화를 낼 때 누구든지 얼굴이 일그러지고 안색이 붉으락 푸르락하며 눈에 광기가 번득여서 평소에 그토록 아름다운 미남미녀들이 삽시간에 추남추녀로 돌변하는 것을 보게 된다.
이처럼 살기가 폭발하면 남을 미처 해치기 전에 본인 스스로가 제일 먼저 상처를 받게 되어 있다.

이러한 살기의 존재를 이해하게 되면 살기 민족인 일본인이 평소에 살기를 잠재워둘 필요성을 느끼게 되어 반신욕을 개발하였다는 것을 알 수 있다.

반신욕은 하반신을 물에 잠겨 둠으로써 수압을 받게 하고, 상반신을 수면 위에 두어 기압을 받게 하여 수압과 기압의 편차(偏差)를 이용한다. 몸 안에 맹수처럼 꽉 차있는 살기를 수압의 힘으로 하반신에 눌러두어 상반신의 가슴에 닿지 못하게 함으로써 본인 스스로 임시방편으로 편안함을 누리고자 하는 것이다.

그렇다면 살기민족이 아닌 한민족은 어떻게 해야 하는가?

한국 사람이 반신욕을 하면 이는 마치 몇 끼를 굶어서 배가 등에 붙고 허기진 사람에게 찜질 목욕을 시키는 것과 똑같다.
절대로 금하여야 하는 것이 바로 반신욕이다.

한국 사람들 중에도 살기가 있는 사람들이 극소수 있다. 이러한 극소수의 사람은 반신욕을 해도 좋다.(몸에 문신하는 조직폭력배)
그러나 대다수의 선량한 사람들은 결코 하지 말아야 하는 것이 바로 반신욕이다.

27. 당신의 영혼이 몸 안에 머무는 시간

당신은 분명히 살아 있다. 그 삶의 본체 즉 당신의 영혼이 당신 몸 안에 분명히 머물고 있기 때문이다.

당신 영혼이 당신 몸 안에 머물고 있을 수 있는 이유는 바로 창조주의 The Breath of Life(생명의 숨결)의 Supernatural Energy(초자연적인 에너지)가 몸 안에 있기 때문이다. 당신은 영육이 강건한 몸을 갖기를 원하는가?

그렇다면 특별한 음식이나 약에는 없고 창조주만이 가지고 있는 The Breath of Life의 Supernatural Energy를 흡수하는 방법을 수련하여야 한다.

인간은 오랜 세월 동안 몸이 건강하고 병을 고치려면 특별한 음식이나 약을 먹어야 된다고 생각한다. 그러나 이 수련을 해보면 창조주께서 어느 누구든지 특별한 음식이나 약이 필요 없이 인간이 건강하게 살 수 있다는 것을 체험할 수 있다.

28. 모든 질병들은 Energy로써 고쳐진다

태아가 출산하여 모체와 연결되었던 탯줄을 끊고 독립 생명체로서 출발하기 위하여 최초로 시작되는 것이 바로 The Breath of Life이다. 이때 신생아는 The Breath of Life의 Supernatural Energy를 흡수하지 못하면 태어나자마자 숨 한번 못 쉬어보고 그대로 죽어버린다. 죽는 이유는 Supernatural Energy를 섭취하지 못하여 단독 호흡을 못하기 때문이다.

우리 인간들은 태어나서 죽는 순간까지 생명은 The Breath of Life의 Supernatural Energy의 작용에 의하여 유지 관리됨을 깨달아야 한다. 그렇다면, 우리의 건강한 삶을 훼방하고 저해하는 질병이라는 것은 어떤 존재인가?

모든 질병들은 죽음의 에너지를 가지고 있다.(그 힘의 정도에 따라 인간의 삶이 단축되기도 한다) 즉, The Breath of Life의 Supernatural Energy와 질병의 에너지 둘 중 하나는 없어져야 하는 천적관계이다.
따라서 우리 인간들이 질병을 제대로 고치고 건강하려면 바로 The Breath of Life의 Supernatural Energy를 흡수하는 노력을 하여야 한다.

왜냐하면 인간의 생명은 약으로 만들어진 것이 아니기 때문이다.
Energy로써 생명이 만들어졌기 때문에 생명에 지장을 주는 모든 질병
들은 생명을 만든 창조주의 섭리인 Supernatural Energy흡수만이 고
칠 수 있다.

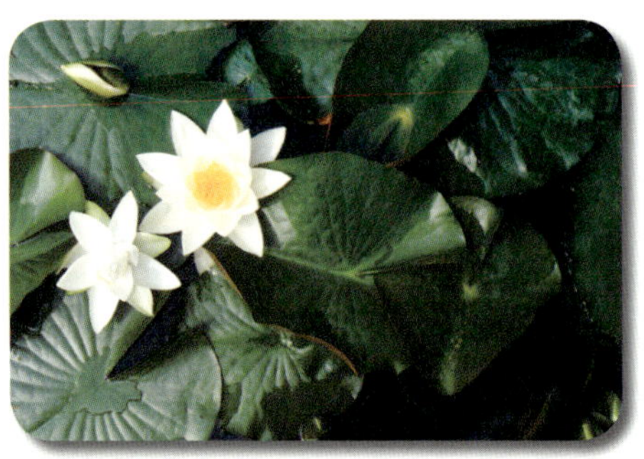

29. The Breath of Life Genesis 2 : 7

The Lord God formed the man from the dust of the ground and
breathed into his nostrils the breath of life and the man became
a living being.

야훼 하느님께서 진흙으로 사람을 빚어 만드시고 코에 입김을 불어 넣
으시니, 사람이 되어 숨을 쉬었다. 창세기 2:7

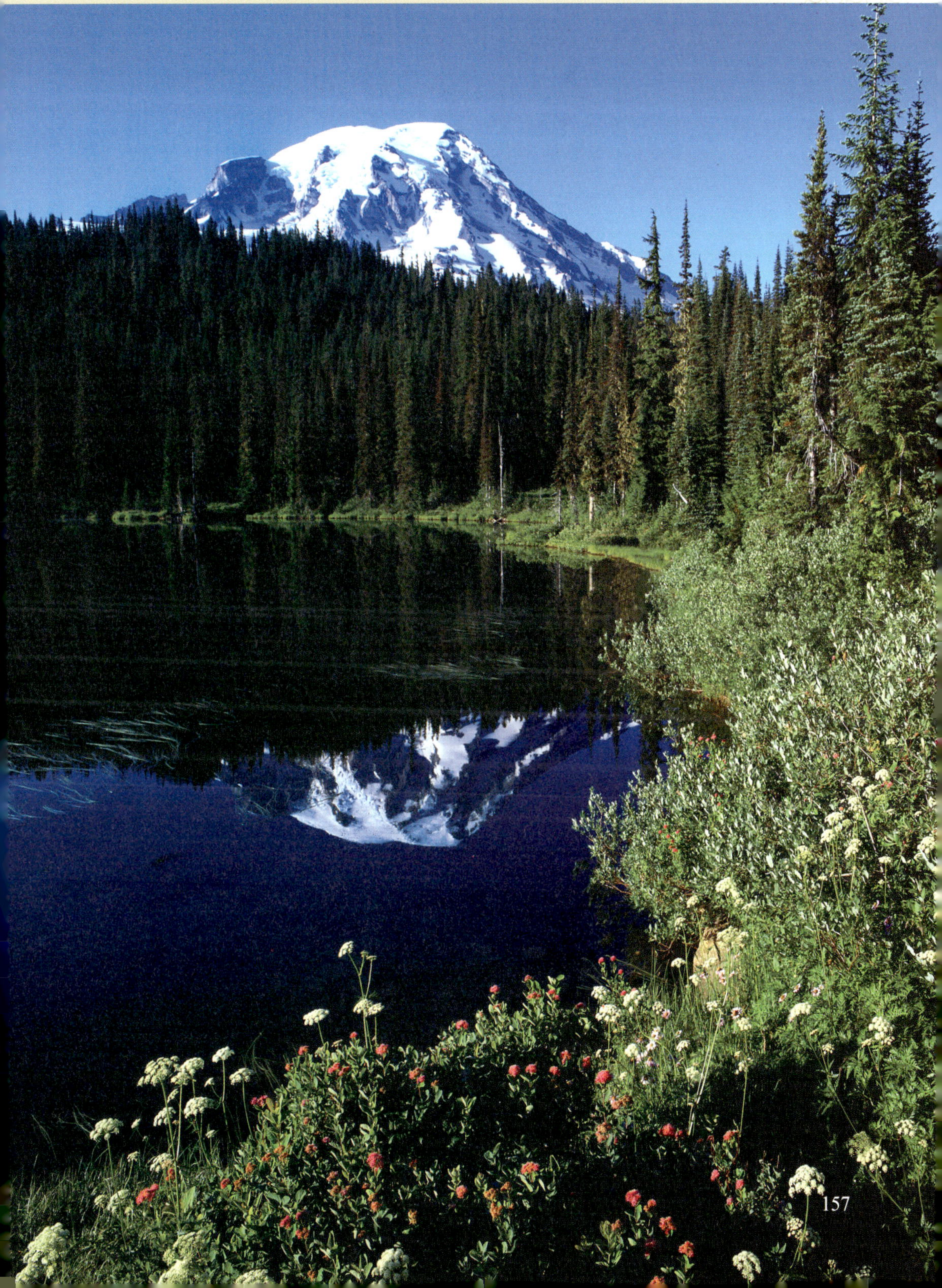

30. 태초의 기공사 '창조주'

인간 생명의 시작은 태초에 창조주께서 진흙으로 하나님 형상을 닮은 모양을 만든 후 코에 The Breath of Life를 불어 넣어 줌으로써 아담이 탄생, 최초의 인간 역사가 시작되었다.

그래서 창조주를 가리켜 최초의 기공사라는 것이다. 오늘날 21세기에 태초의 창조주처럼 기공을 사용할 수 있다면, 바로 인간 세상에서 잊혀져 버렸던 태초의 신비가 현대에 재생할 수 있다면 제2의 창조시대가 열릴 것이다.

여러분들이 알고 있는 신체적 복식호흡과 명상적 단전호흡은 정신 명상을 통하여 심신수련 효과를 얻어내어 다소나마 건강 보호 향상에 도움을 받을 수도 있다.

그러나 The Breath of Life에서 소개되는 호흡법을 수련해 보라. 바로 아담이 창조주로부터 직접 받은 생명력이 당신의 몸속으로 들어오는 것을 느끼게 되고 인간이 만든 의술로 못 고치는 온갖 질병들이 고쳐지는 기적을 체험하게 될 것이다.

전지전능한 창조주께서 천지만물을 창조하시고 이어서 만든 것이 인간을 살아 숨쉬게 하는 생명인 Supernatural Energy, 즉 인체용 초과학적 전기(電氣)와 자기(磁氣), 그리고 열기(熱氣)이다.

영생을 하지 못하고 불과 몇 십 년밖에 살지 못하며 소지소능한 인간들의 짧은 재능으로 만들어진 공업용소과학(工業用小科學)의 전기(電氣), 자기(磁氣), 열기(熱氣)를 활용한 의료기기로써 질병을 고치려고 하니 그러한 것들이 생명을 연장시키기 위한 결정적 도움이 될 리 만무하다.(예 : 심장박동기, 인체에 자석부착, 열 패드 사용 등)

우리 인간들은 이 사실들을 깨닫고 미천한 인간과학을 창조주의 초과학에 무리하게 도전을 하여 인류를 더 이상 실망시키는 일을 저지르지 말고, 창조주의 섭리를 깨우쳐서 The Breath of Life를 생활화해야만 인류가 건강하게 오래 잘 살 수 있는 것이다.

The Breath of Life의 Training 대상자는 5세 이상 모든 사람들에 해당된다. 병약자, 노약자, 임산부, 불치병, 난치병, 고질병, 컴퓨터 증후군 등 각종 질병치유를 위한 The Breath of Life의 Training 방법은 300여 가지가 있다.

31. The Breath of Life 수련방법

Training하는 동시에 Supernatural Energy가 몸 안으로 들어오며 당장 손바닥이 찌릿하거나 따뜻한 느낌을 느낄 수 있다.(간혹 당장 느낌을 못 받는 사람이 있는데, 이 경우 포기하지 말고 계속 수련하라.)

맨손체조보다 쉽기 때문에 Training 과정에서 오는 스트레스가 전혀 없다.

대자연과 더불어 하기 때문에 심신이 자연동화작용이 되어 더없이 편안하고 안락하여 평소에 쌓여있던 각종 스트레스를 풀어준다.

자신의 병을 치유하기 위하여 온갖 노력을 해보아도 뚜렷한 효험을 보지 못하여 공포감과 우울증에 시달리다가 이 Training을 해보면 스스로 질병치유의 희열을 맛볼 수 있다.

전기 충전법

전기 부족으로 생기는 대표적인 질병들

Hypertension(고혈압)	Meningitis(뇌막염)
Cerebral Ischemia(뇌빈혈)	Cerebral Hemorrhage(뇌일혈)
Cerebral Hyperemia(뇌출혈)	Cerebral Infarction(뇌경색)
Cerebral Thrombosis(뇌혈전)	Diabetes Mellitus(당뇨병)
Arteriosclerosis(동맥경화증)	Rheumatism(류마티즘)
Motion Sickness(멀미)	Impotence(발기불능)
Constipation(변비)	Irregular Pulse(부정맥)
Frigidity(불감증)	Anemia(빈혈)
Neurasthenia(신경쇠약)	Neuralgia(신경통)
Heart Attack(심장발작)	Cardiac Arrest(심장정지)
Heart Disease(심장병)	Facial Palsy(안면 신경마비)
Allergy(알레르기)	Stiffness in the Shoulder(어깨 결림)
Gastritis(위염)	Hyperacidity(위산과다증)
Unconsciousness(의식불명)	Dazed condition(의식몽롱)
Manic Depression(조울증)	Sciatica(좌골신경통)
Coma(혼수상태) 등	

Supernatural Energy의 전기충전 뼈 호흡법

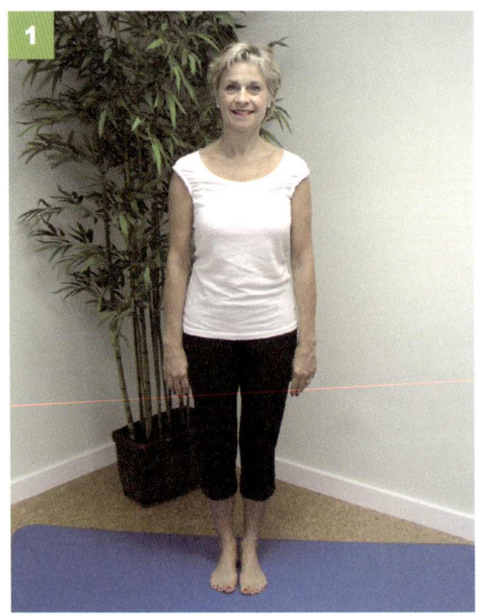

1. 두발을 모으고 똑바로 선다.
   (시선 정면 직시)

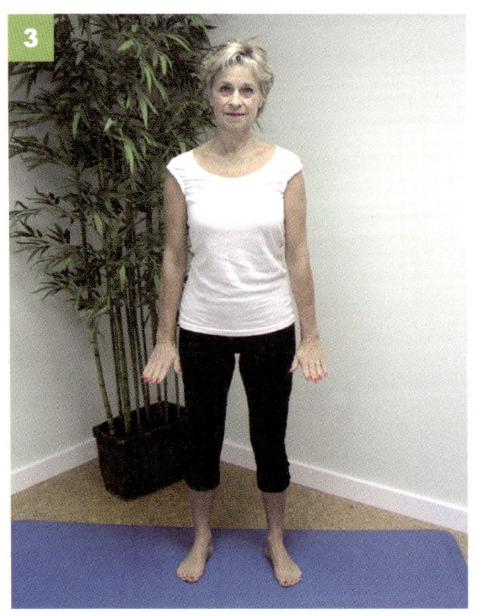

2. 왼발을 어깨 넓이로 벌린다.

3. 양 손목을 90도 각도로 꺾는다.(주의, 손바닥을 빳
   빳하게 힘을 주면 안 된다) 손목을 꺾은 상태에
   서 5초 정도 있으면 공기 속에 있는 Supernatural
   Energy가 손바닥에 들어오는데 이때 짜릿한 전기
   감을 느끼게 된다.(TV를 보기 위하여 스위치 On 하
   는 것과 같다)

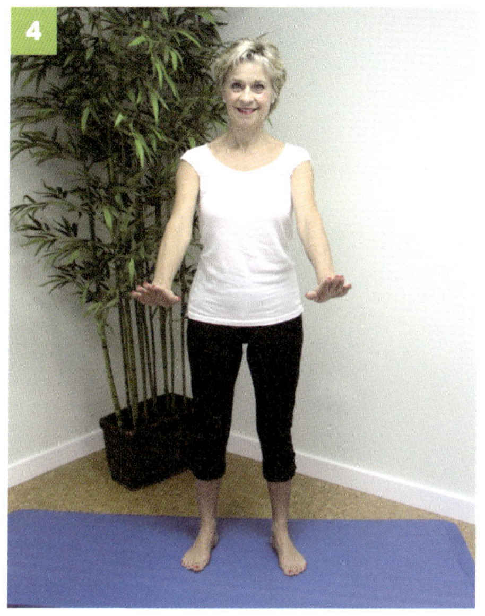

4. 양팔을 빳빳하게 힘주지 말고 힘을 뺀 상태에서
   부드럽게 천천히 올린다.(양팔에 힘이 들어가면
   Supernatural Energy가 들어오지 못하기 때문이다)

5. 양팔을 어깨 높이까지 올린다.(호흡은 아주 자
   연스럽게 편안한 상태에서 자유롭게 평상시 호
   흡을 한다)

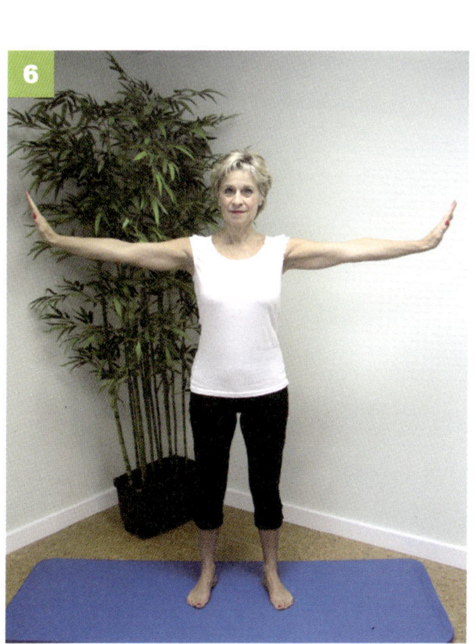

6. 양팔은 양 어깨와 일직선으로 벌린다.(계속 평상시
   호흡을 한다)

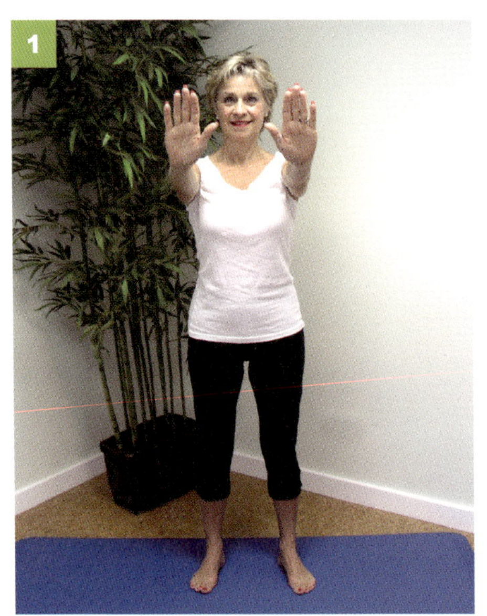

7. 양팔을 양 어깨 넓이로 다시 좁힌다.

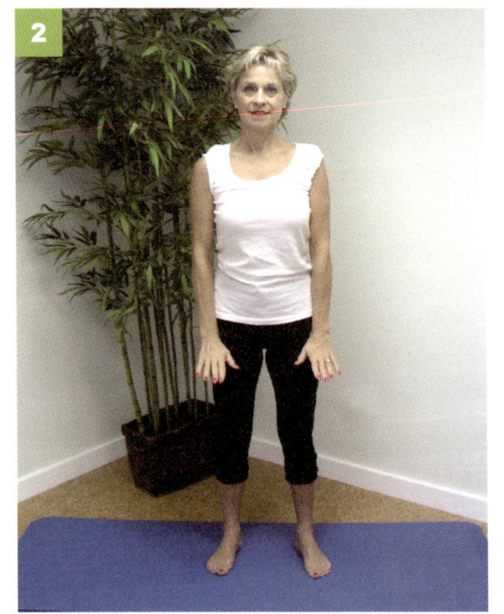

8. 양팔을 천천히 내린다. (다시 올리면서 반복한다)

3 에서 8 의 동작을 연속적으로 5회 정도 천천히 반복한다.

이러한 반복된 동작은 즉 Supernatural Energy의 전기를 충전하는 것

으로 몸 안에 부족한 전기가 충전되어 전기가 부족하여 발생하는 질병

을 예방하며 치유하는데 도움을 준다.

자기 보충법

체내에 부족한 자기를 보충시켜 주는 방법이다. 인체에 자기가 부족하여 발생하는 질병을 예방하며 치유하는데 도움을 준다. 혈액 속에 영양소가 아닌 철분(Fe)이 들어있는 이유는 인체의 자기와 지구의 자력에 의하여 형성되는 자장으로 혈액을 온몸 골고루 순환케 하기 위해서이다. 인체에 자기가 부족하면 혈액순환이 원활하지 못하게 되어 여러 가지 질병이 발생한다.

혈액순환 부족으로 생기는 대표적인 질병들

Itch(가려움)	Sensory paralysis(감각마비)
Convulsion(경련)	Urticaria/Hives(두드러기)
Headache(두통)	Back pain(등통증)
Paralysis (마비)	Light headedness(머리가 텅 빈 기분)
Nausea(메스꺼움)	Sore throat(목 통증)
Indigestion(소화불량)	Eczema(습진)
Faint(실신)	Severe Pain(심한통증)
Pressing Pain(욱신욱신 아픔)	Uterus Myoma(자궁근종)
Endometritis(자궁내막염)	Autism(자폐증)
Hypotension(저혈압)	Anasarca(전신부종)
Premature Ejaculation(조루)	Bleeding(출혈)
Nasal bleeding (코피흘림)	Bloody Flux(하혈)
Dizziness(현기증)	Illusion(환각) 등

Supernatural Energy의 자기磁氣 보충 뼈 호흡법

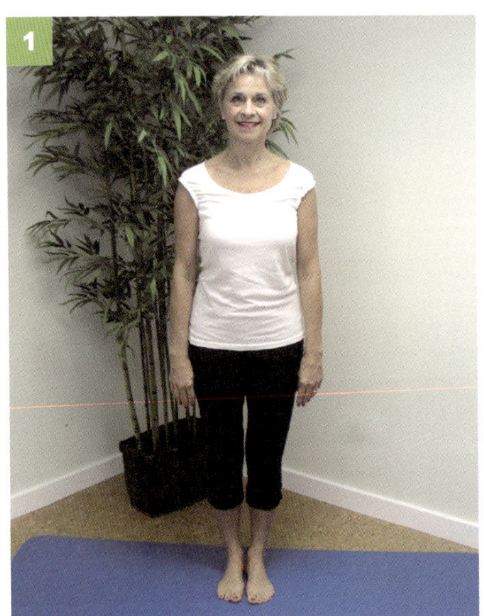

1. 두발을 모으고 똑바로 선다.
   (시선 정면 직시)

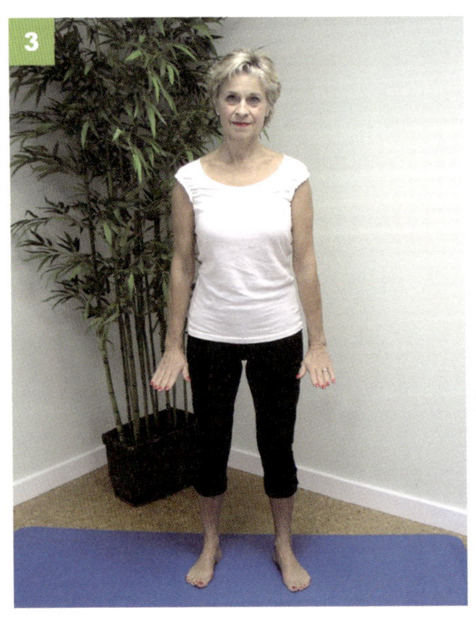

2. 왼발을 어깨 넓이로 벌린다.

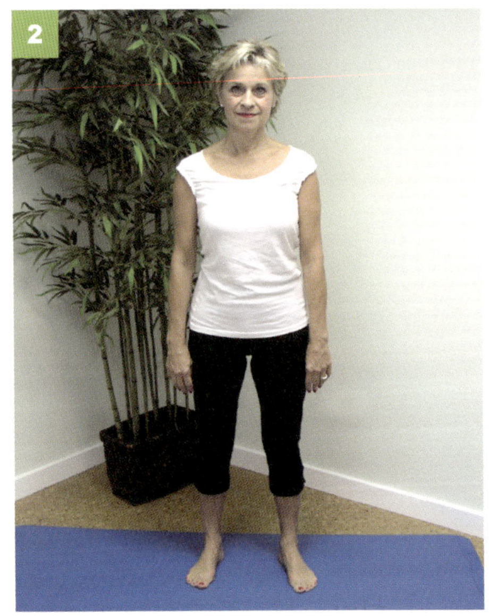

3. 양 손목을 90도 각도로 꺾는다.(주의, 손바닥을 빳빳하게 힘을 주면 안 된다) 손목을 꺾은 상태에서 5초 정도 있으면 공기 속에 있는 Supernatural Energy가 손바닥에 들어오는데 이때 짜릿한 전기감을 느끼게 된다.(TV를 보기 위하여 스위치 On 하는 것과 같다)

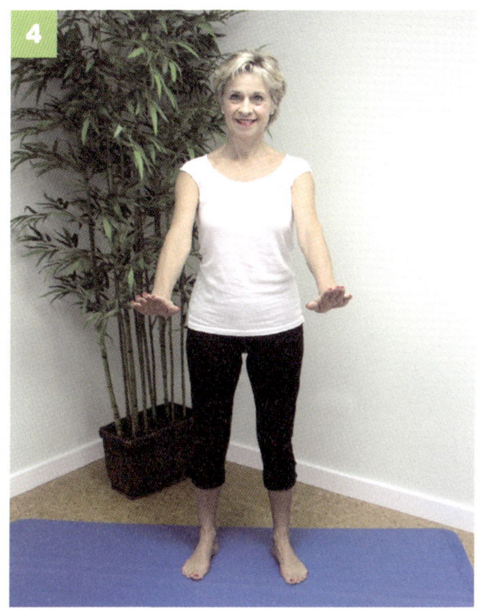

4. 양팔을 빳빳하게 힘주지 말고 힘을 뺀 상태에서
   부드럽게 천천히 올린다.(양팔에 힘이 들어가면
   Supernatural Energy가 들어오지 못하기 때문이다)

5. 양팔을 어깨 높이까지 천천히 올린다.(호흡은
   아주 자연스럽게 편안한 상태에서 자유롭게 평
   상시 호흡을 한다)

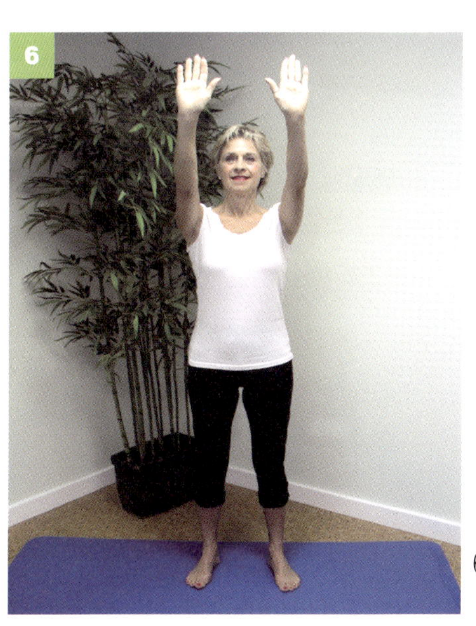

6. 양팔을 하늘로 향하여 계속 천천히 올리면서 고개
   를 들며 시선은 양손을 따라간다.

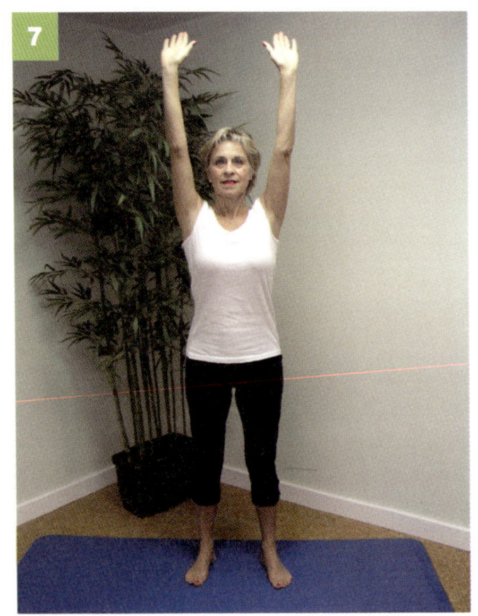

7. 양팔을 수직으로 세우면서 양손바닥이 잠깐 하늘에
머문다. (호흡은 평상시 호흡을 편안하게 한다)

8. 양손을 천천히 내린다.

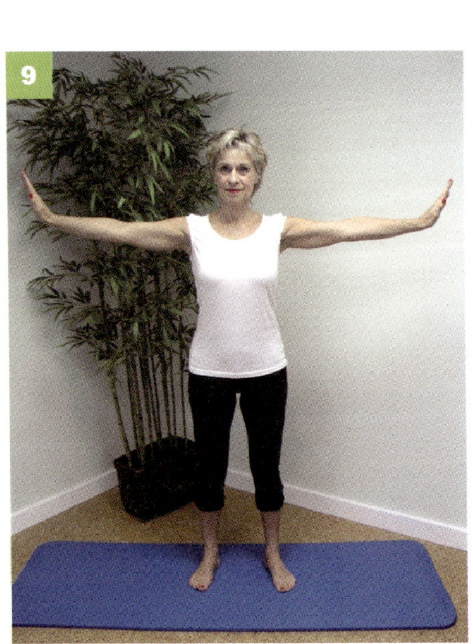

9. 양어깨 높이에 이르면 양팔을 좌우로 벌린다.

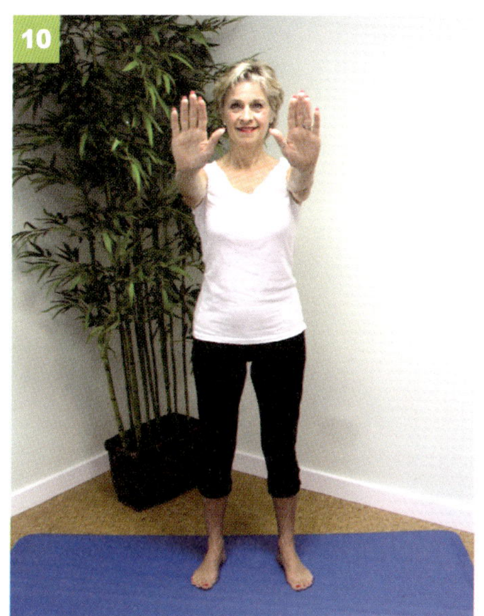

10. 양팔을 다시 어깨 폭으로 좁힌다.

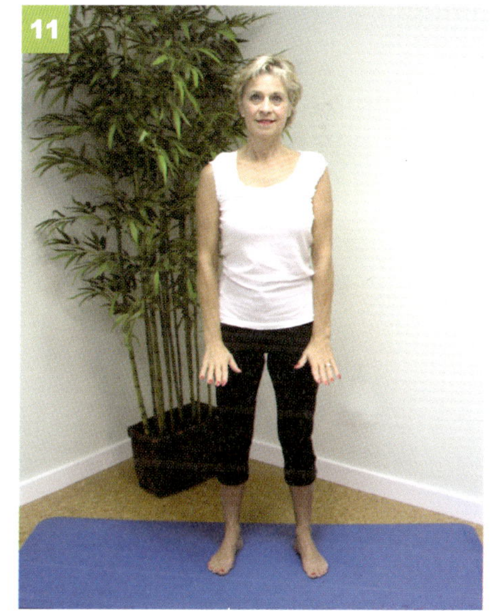

11. 양팔을 3번 위치로 천천히 내린다.

1 에서 5 은 전기 충전법과 같다.

이 동작을 5회 반복한다. 이런 반복된 동작은 Supernatural Energy인 자기를 보충하는 것으로 손바닥과 팔에 중압감을 느끼게 되는데 자기가 보충이 되었기 때문이다.

열기 호흡법

이 방법은 체내에 부족한 열기를 보충시켜 주는 방법으로서 인체에서 열기부족으로 발생하는 질병을 예방하며 치유하는데 도움을 준다.

●●●● 열기(熱氣)와 건강(健康)

건강한 사람은 반드시 몸에서 열기가 나며 병약한 사람은 몸에서 냉기가 발생된다. 냉기 에너지로 발생되는 질병은 열기를 보충함으로써 고칠 수 있다. 환자의 몸이 불덩이처럼 뜨거운 것은 어떻게 설명할 수 있는가? 환자의 몸이 뜨거울 때 환자 자신은 추워서 오한에 떨고 있음을 반드시 눈여겨 보아야 한다. 몸은 만져보면 뜨거운데 어째서 환자 자신은 추워서 벌벌 떨고 있을까?

인체의 열기는 근육과 뼈에 골고루 퍼져야 하는데 질병의 냉기가 뼈 속에 침투하여 뼈를 얼음장으로 만들기 때문에 환자는 뼈의 냉기를 느낌으로 벌벌 떨고 있는 것이다. 이때 뼈 속에 들어가지 못하는 열기는 근육에만 정체되어 맴돌기 때문에 몸이 불덩이처럼 뜨겁게 된다. 이때 강력한 The Breath of Life의 Supernatural Energy 열에너지를 뼈 속에 공급하여 뼈 속에 자리잡고 있는 냉기를 몰아내면 근육에만 맴돌던 에너지가 뼈 속으로 스며들며 정상체온을 되찾게 된다. 인간이 질병을 고치며 예방도 하고 나이에 관계없이 건강을 유지하려면 몸을 이루고 있는 육(肉)과 골(骨)에 열관리를 제대로 할 수 있어야 한다.

* 주의 사항 *

인체는

1. 탄수화물을 연소시켜서 발열시키는 육열기(肉熱氣)와 태양의 자외선을 받아 들여 발열시키는 골열기(骨熱氣)로써 생명을 유지하고 관리한다.

2. 인체의 골열기가 부족하면 혈액을 만드는 뼈에서 냉기에 오염된 불완전한 혈액을 생산하게 되어 정상적인 혈액만이 가지고 있는 면역능력(내성)과 방역기능(외성)이 상실하여 저항력이 떨어져서남 달리 쉽게 질병에 감염된다.

열기 부족으로 생기는 대표적인 질병들

Hay Fever(건초열)	Cough(기침)
Influenza(독감)	Infertility(불임증)
Diarrhea(설사)	Dysuria(배뇨시 통증)
Cold Sweats(식은땀)	Eczema(습진)
Menstrual Irregularity(월경불순)	Sneeze(재채기)
Nasal Congestion(코막힘)	Dehydration(탈수증)
Bloody Flux(하혈) 등	

Supernatural Energy의 열기熱氣 보충 뼈 호흡법

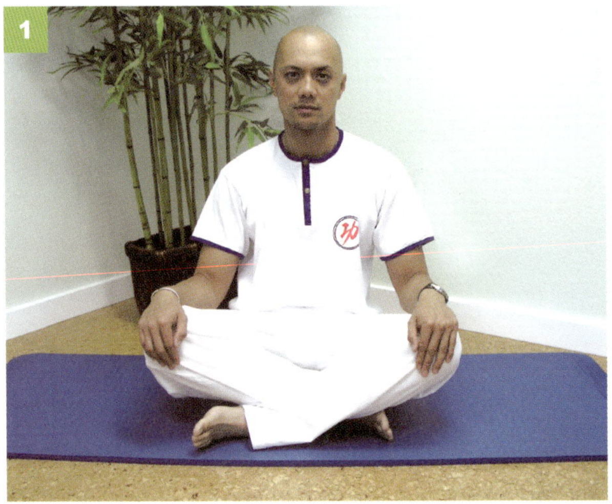

1. 다리를 오므리고 허리를 펴고 앉는다.

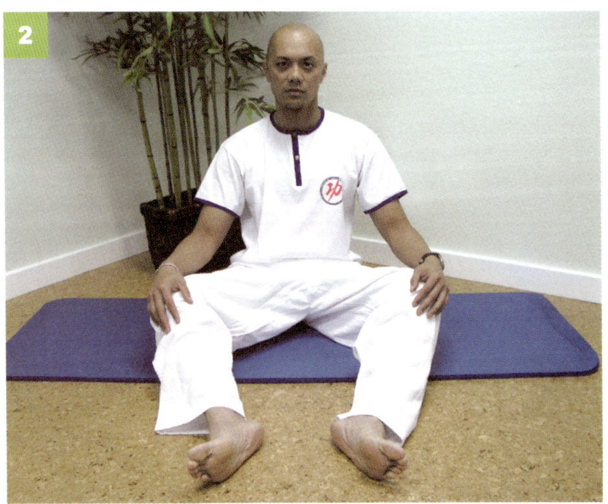

2. 양다리를 앞으로 내밀며 반쯤 편다.

이 동작은 최소한 5분에서 60분을 계속한다.

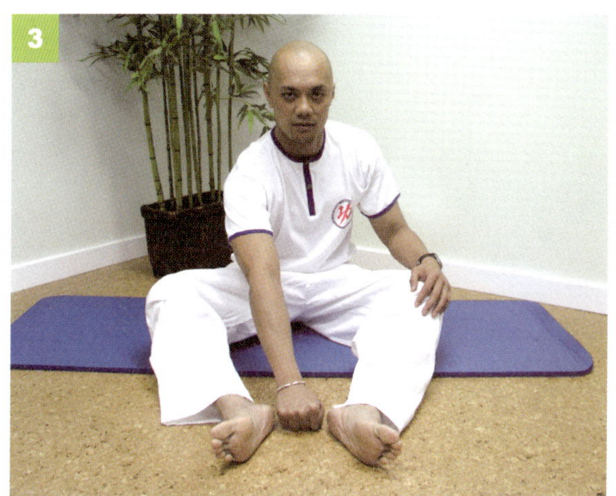

3. 양발 사이를 주먹하나 크기로 벌린다. (머리에서 받아들이는 에너지를 몸을 거쳐서 땅으로 보낼 때 합선(合線)이 되지 않게 하기 위해서이다.)

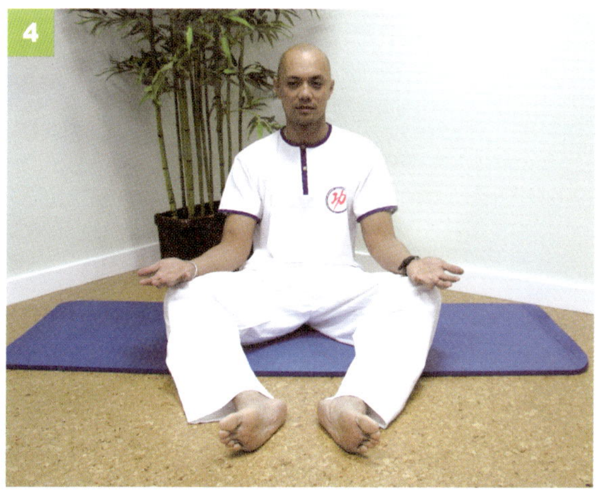

4-1. 양손바닥을 하늘로 향하게 하고 손등을 무릎 위에 가볍게 놓는다.

4-2. 입을 다물고 부드럽게 천천히 코로 숨을 들이킬 때 Supernatural Energy를 양손바닥으로 흡입하여 양팔을 거쳐서 양 어깨까지 끌어 올린다.

4-3. 입을 열고 천천히 입으로 숨을 내어 쉴 때 Supernatural Energy를 몸통을 거쳐서 골반을 통하여 바닥으로 보낸다고 생각한다. (이렇게 생각을 해야 하는 이유는 생각이 Supernatural Energy를 유도하며 아주 단순한 생각으로 편안하게 호흡하면 자연동화 현상이 발생하여 Supernatural Energy가 자유롭게 몸 안으로 들어오게 하기 위해서이다.) 이 동작 호흡을 최소한 5분에서 60분 계속한다.

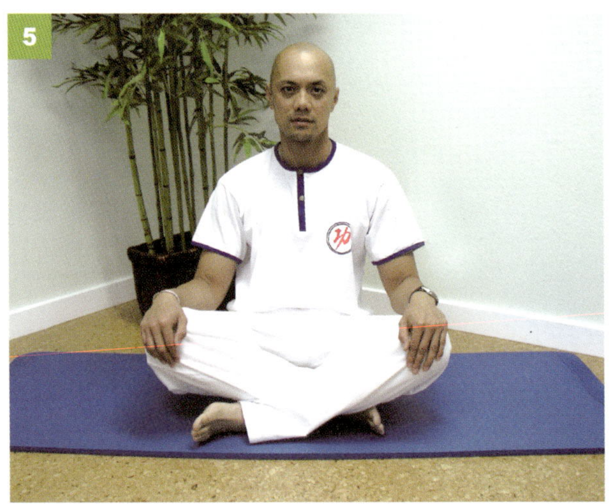

5. 원자세로 되돌아 온다

이러한 반복된 동작은 손바닥에서 따뜻한 열기를 느끼게 되고 30분 이상 매일 연습을 하면 체내에 부족한 열기가 보충이 되어 가만히 호흡만 해도 온몸이 더워진다. 또한 사우나를 한 것처럼 온몸에 땀이 흐르게 되어 몸 안의 누적되었던 노폐물들이 연소되어 무겁던 몸이 새털처럼 가벼워지며 냉기로 오랫동안 지병으로 고생하던 갖가지 고질병들이 고쳐지는 신비한 체험을 하게 된다.

32. 건강헌법

제1조 혈액을 깨끗이 하라

혈액은 깨끗이 하려면 반드시 자연의 순리를 따르는 Ozone Revolution을 배우고 익히며 행하여야 한다.

제2조 뼈를 깨끗이 하라

뼈를 깨끗이 하려면 Bone Cleansing을 생활화 하여야 한다.

33. 깨끗한 혈액을 만드는 방법

미국에서는 죽은 사람의 장례식 때 꼭 하는 언어가 있다. 영어로 "Ash to ash, dust to dust (사람이 원래 흙으로 만들었으니, 본래대로 흙으로 돌아가라)"이다. 이 말과 성경의 창세기 2장 7절을 결합시켜 보면, 우리의 몸은 재와 먼지로 만들어져 있음을 알 수 있다. 그렇다면 우리 인간들이 깨끗한 혈액을 가진 건강한 몸을 가지기 위해서는 우리 몸 안에 쌓여 있는 재와 먼지를 제거하는 방법이 개발되어야 한다. 그러므로 몸 안에서 발생하는 질병을 방지할 수 있고 나이가 들어도 혈액이 심하게 오염되어 쉽게 늙어버리는 현상을 막을 수 있게 된다.

재 : 인체에서 탄수화물을 산소(O_2)와 결합시켜 연소함으로써 열을 발생시켜 체온을 만드는데, 이때 일산화탄소(CO)와 이산화탄소(CO_2)인 재가 발생하여 몸 속에 쌓인다.

먼지 : 공기 속에 가득 차 있기 때문에 호흡을 할 때 마다 수많은 먼지 입자가 들어와서 몸 안에 쌓이게 된다.

이러한 재와 먼지가 몸 안에 쌓여 땅 위에 있는 몸을 다시 땅속의 진흙으로 돌아가는 과정을 촉진하기 때문에 질병이 발생하고 빨리 늙어버리는 것이다. 본 연구소에서는 인간의 몸이 쉽게 진흙으로 변하는 현상을 고치는 방법으로 흙탕물이 되어가는 혈액을 다시 깨끗하게 만드는 방법인 Ozone Revolution(산화탄소동화작용)과 Bone Cleansing(뼈청소법)을 완성시켰기에 이제는 온 인류를 질병과 노화로부터 해방시키고자 한다.

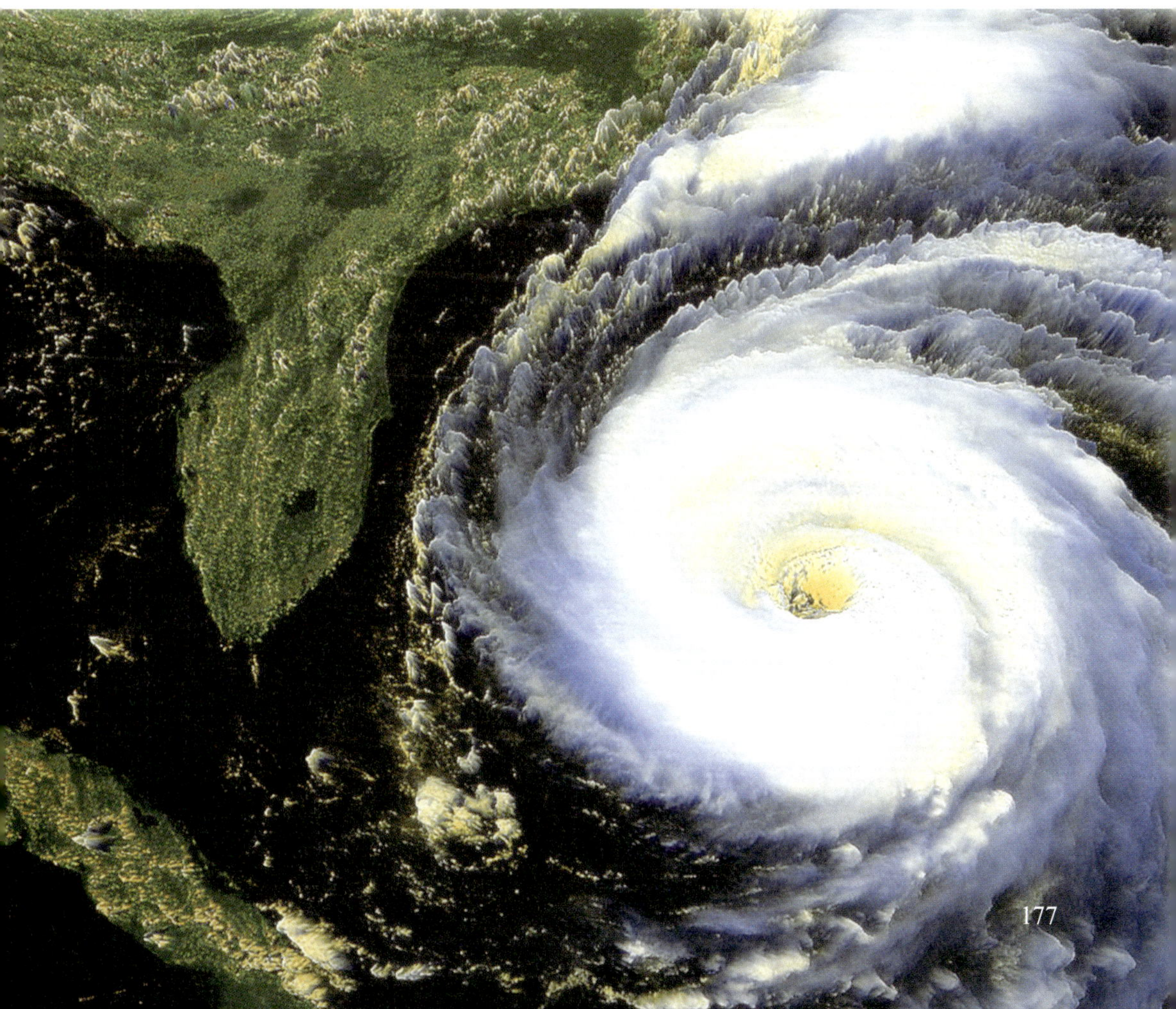

34. 깨끗한 혈액과 뼈

건강의 Key
OZONE REVOLUTION & BONE CLEANSING

OZONE REVOLUTION 산화탄소동화작용

최첨단 과학세계에 살고 있는 21세기의 인류는 과학의 능력으로 모든 질병을 정복하여 모두가 건강과 행복을 누리고 살아야 마땅하다. 그러나 현실은 어떠한가? 전 인류는 국경을 초월하여 남녀노소를 가리지 않고 모두 혈액 오염으로 시달리고 있다. 그 결과로 아토피성 피부염, 알레르기, 고혈압, 당뇨병을 위시하여 온갖 질병들로부터 고통을 받고 있어 이 방법 저 방법을 다 써보았지만 뚜렷한 효험을 보지 못해 치료를 반복하면서 허송세월을 보내고 있다. 이러한 인체건강의 악순환은 삶에 대한 불신과 죽음에 대한 불안감과 막연한 공포감에 의한 초조와 강박관념으로 이어져 우울증을 유발하여 자기 자신 및 가정파괴를 유도하고 귀중한 삶에 대한 회의로 이어져 스스로 목숨을 끊기도 한다. 이러한 현상이 시대적 조류가 되어버린 작금의 현실에 인류는 분노하여 인류의 건강을 더 이상 기존 의학과 의술에만 맡길 수 없어서 급기야 생명공학과 대체의학이 인류 사회에 대두하게 되었다. 그러면 어떠한 생명공학과 대체의학이 지금의 인류를 구하고 자손만대 후손을 위한 길이 될 것인가? 영혼 생명공학과 식물 대체의학이 바로 그것이다.

영혼 생명공학

인간의 생명은 언제부터 생성이 되는가? 인간 생명은 영혼과 육체가 제대로 결합되 어 있을 때만 생명력을 가진다. 영혼이 육체를 떠나면 육체는 더 이상 육체가 아니고 시체가 되어 버린다.(영혼을 뺀 생명공학 연구는 결코 올바르지가 않다.) 올바른 생명공학은 영혼이 어떠한 드라이빙 포스(Driving Force)에 의하여 육체에게 생명을 부여하고 관리하는지를 규명할 수 있는 근거를 인류에게 제시할 수 있어야 한다.

이것이 바로 영혼 생명공학이다. 영혼은 Driving Force(조정력)를 작용하여 혈액을 직접 만들고 있기 때문이다.

식물 대체의학

건강한 몸을 유지 하려면 반드시 식물건강법을 알아야한다. 인간은 건강하기 위하여 먹는 것에 대해 집요한 노력을 기울이고 있다. 질병을 고치기 위하여 천문학적 자금으로 전 세계 도처에 산재한 수많은 연구실, 실험실, 제약회사들이 심혈을 기울이며 연구를 해도 아직까지 깨끗한 혈액을 만들어 내는 방법을 찾지 못하고 있다.

그러면 나무를 한 번 살펴보자.

첫째, 나무는 인간처럼 이것저것 다 먹으려고 하지 않는다.

둘째, 약은 전혀 먹지 않는다.

셋째, 나무를 위한 전문병원은 없어서 못 간다.

그럼에도 불구하고 울창한 숲을 만들어 지구에게 생명을 주고 있다. 그 이유는 바로 식물이 탄소동화작용을 하고 있기 때문이다.

인체는 발열수단으로 탄수화물을 산소(O_2)와 결합시켜 연소를 한다. 이때 일산화탄소(CO)와 이산화탄소(CO_2)가 발생하여 약 100조 체세포에 누적되어 **혈액**(血液)이 **수액**(樹液)으로, 다시 **수액**(樹液)이 **혈액**(血液)으로 바뀌는 **전환기능**을 방해하여 혈액 오염을 가속시켜 마침내 오염된 혈액은 저항력이 떨어져서 모든 질병의 발병 원인이 되는 것이다. **인체의 체액 중 10%가 혈액(血液)이고 90%가 수액**(樹液)이다. 10%의 동물성 혈액(動物性血液)을 깨끗이 하려면 반드시 식물성 수액(植物性樹液)을 먼저 깨끗이 하여야 한다. 식물성수액을 깨끗이 하려면 인간은 동물 과학(動物科學)을 지양하고 식물 과학(植物科學)을 인류건강에 도입하여야 한다. 식물과학은 식물의 수액 기능을 연구 하는 것이다. 산소는 탄수화물을 연소시키지만 2차로 발생하는 일산화탄소와 이산화탄소는 연소하지 못한다. **연소하는 것은 오존만이 할 수 있다.** 식물이 탄소동화작용으로 만들어 내는 산소(O_2)와 오존(O_3, OZONE)법칙을 인용하여야 한다. 그 이유는 오존에는 **전기**(電氣) · **열기**(熱氣) · **자기**(磁氣)의 3기(三氣)가 있어 Super power의 Driving Force가 있기 때문이다. 인간의 건강 혁명을 성공시키려면 Driving Force를 알아야 한다.

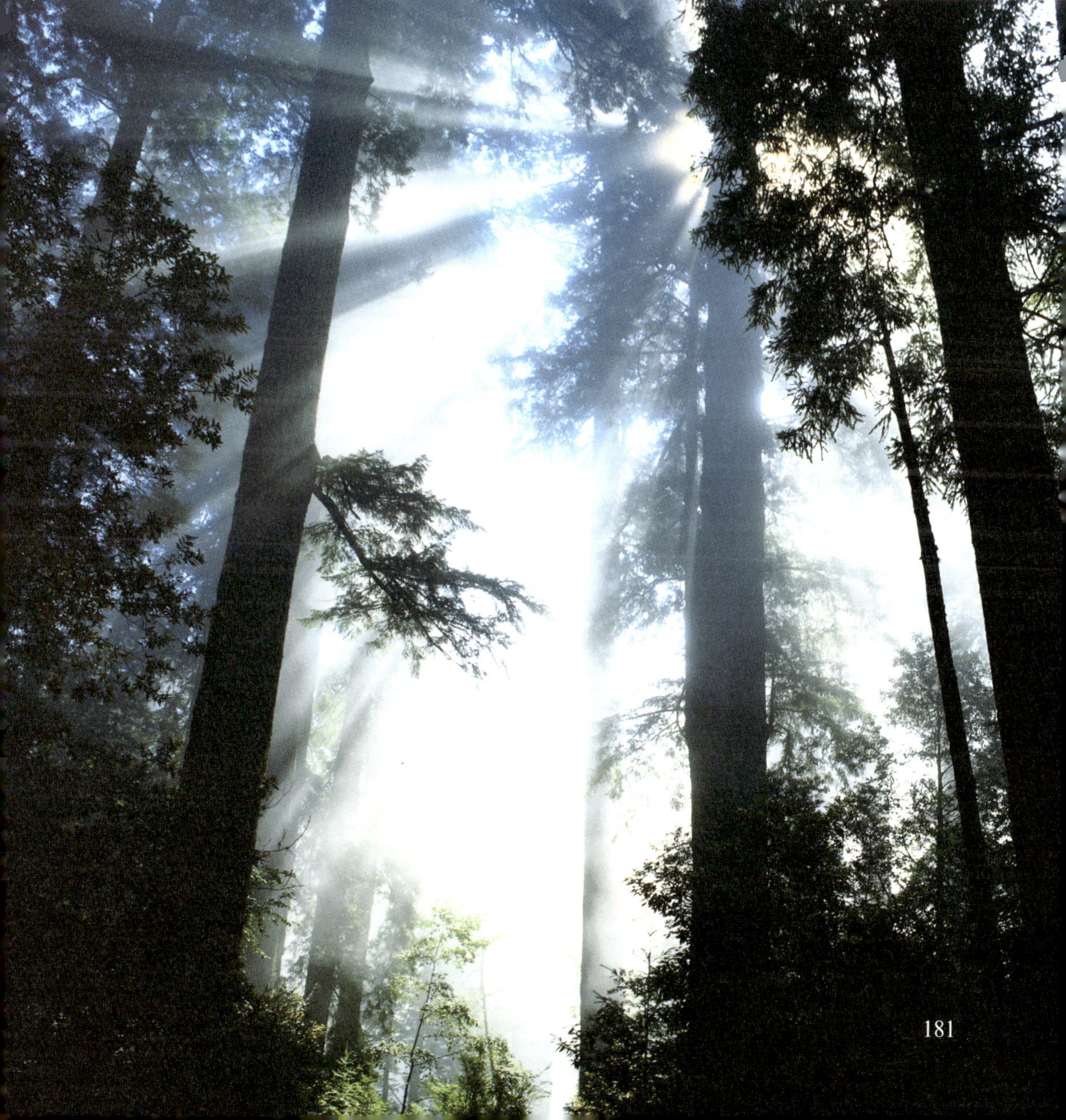

인간은 식물이나 다른 하등 동물에게는 없는 영혼이 있다. 영혼이 인체 내에 있을 때 육체는 살아있고 영혼이 육체를 떠나면 즉시 죽어버린다. 여기에서 영혼은 인간 생명을 직접 주관하는 Driving Force를 가지고 있음을 알 수 있다. 영혼은 의식과 상반되는 관계를 가지고 있다. 영혼이 강하면 의식이 약하고, 의식이 강하면 영혼이 약해진다. 그래서 영적인 능력을 가진자와 의식적인 능력을 가진 자와는 서로 교류가 쉽게 되지 않는 것이 바로 이 때문에다. 영혼은 의식의 강한 잠속이나 명상에서만 제대로 활동을 하는 것이다. 영혼의 왕성한 활동은 깊은 잠속이나 심오한 명상 상태일 때 이루어진다. 숙면을 취해야만 불로장수하며 무병 건강해진다. 잠을 푹 자고나면 사람들은 몸이 가뿐해짐을 느낀다.

인간의 육체는 마음대로 우주를 돌아다닐 수 없다. 아예 깊은 잠에 빠져 육체는 땅 위에 그대로 두고 있어야 영혼은 Driving Force의 나래를 펼쳐서 자유자재로 일정한 궤도만 별들이 돌고 있는 평온한 태양계 중심인 Universe로, 별들이 폭발로 생겨나고 소멸되는 폭풍의 Cosmos를 지나 영혼의 종착역인 Heaven까지 왕래하면서 Universal energy와 Cosmic energy를 Driving Force를 사용하여 오존을 만들어서 오염된 혈액을 깨끗이 하기 때문이다.

당신의 영혼이 이토록 위대한 일을 하고 있음을 알 때 비로소 깨끗한 혈액을 만들어 낼수 있다.

필자는 1948년생으로 24세 때 1년간 식물인간으로 있을 때 유체이탈을 수없이 반복하면서 깊은 잠 이상의 죽음의 잠 속에서 육체를 시체처럼 병원 침대 위에 버려 둔 채 태양계, 은하계, 천국까지 마음대로 자유자재로 다니면서 인체 소우주능력을 개발하여 혈액을 깨끗이 하는 비법을 완성하였다. 이 비법은 인간이 식물의 탄소동화작용을 하는 것이다.

바로 Zen Qi-Kung, Zen Meditation, Zen Martial Arts 이다.

● ● ● Zen Qi-Kung

이 방법은 오존의 3기(三氣) 중 자기(磁氣)를 강하게 흡수하는 비법이다. 높은 나무가지의 끝까지 나무뿌리의 물이 올라가는 것은 수액(樹液)에 철분이 있어 지구의 자력(磁力)에 의하여 이동이 되는것이다. 따라서 병약(病弱)한 어린이나 노쇠(老衰)한 사람은 체내에 자력(磁力)이 약(弱)해서 혈액순환이 잘 되지 않아 발병하므로 이를 예방하거나 치유를 하기 위하여 자력보충(磁力補充)을 위한 Zen Qi-Kung을 수련하여야 한다.(The breath of life 수련방법 참고)

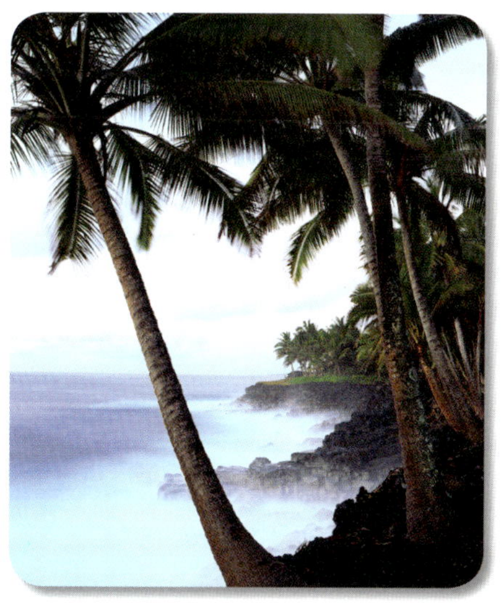

●●●● Zen Meditation

Universe에는 태양이 주축이 되어 태양계를 형성하면서 태양의 열이 자외선으로 바뀌어 태양계 에너지 층을 형성하고 있는데 에너지를 이용하여 인류의 건강과 질병을 치유할 수 있다. Zen Meditation은 이러한 에너지를 Driving Force로 사용하여 자외선을 체열(體熱)로 바꾸어서 체내에 냉각된 부분에 충분한 열(熱)을 공급하여 질병을 치유한다. 또한 세포에 누적된 일산화탄소와 이산화탄소를 완전 연소시켜 세포를 재생케 하여 노화예방에 결정적인 효력을 발휘한다.(The breath of life 수련방법 참고)

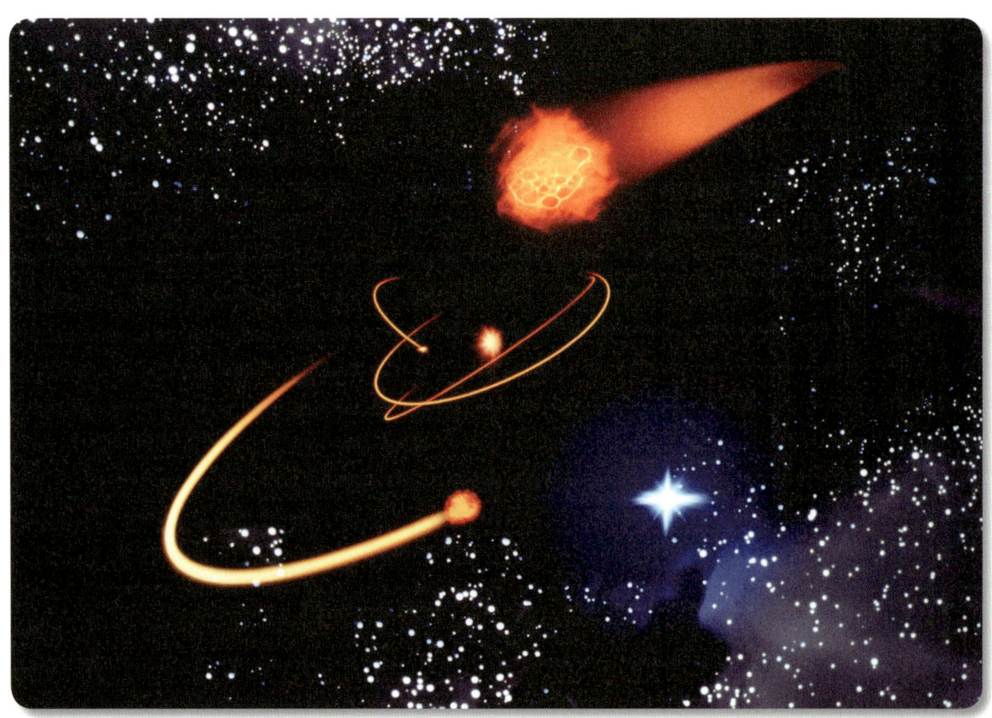

Zen Martial Arts

코스모스(Cosmos)는 별들이 생성하고 소멸되는 폭발과 폭풍이 일어나는 무력(武力)의 공간이다. 이 무력(武力)은 전기(電氣)를 사용한다. Cosmic energy 즉 전기를 Zen Martial Arts 수련으로 흡수하여 오랜 세월 체세포에 누적되어 탄층이 되어버린 일산화탄소와 이산화탄소를 완전 연소시켜 각종 원인 모를 희귀병, 난치병, 불치병들을 고치게 한다.

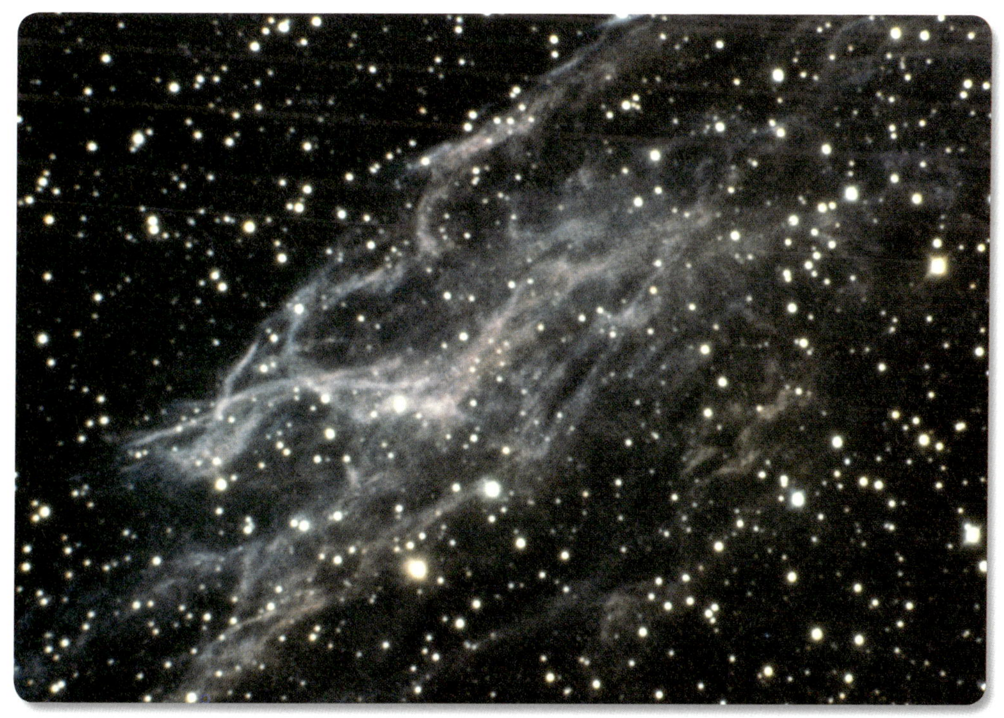

Bone Cleansing 뼈를 왜 청소하여야 하는가?

혈액은 혈관으로 흐르고 있다. 이 때 혈관은 혈액이 흐를 뿐(물이 호스로 흐르는 것 같이) 혈관 자체가 혈액을 만들지는 못한다. 즉 혈액은 뼈에서 만들기 때문이다. 우리는 치아를 보호하기 위해 양치질을 하고, 난로를 청소하듯이 뼈를 깨끗이 하는 방법을 전 인류가 배워야 한다. 뼈 표면 청소법은 양치질하는 법에서 고안이 되었으며, 뼈 속을 청소하는 법은 난로를 청소하는 방법에서 고안을 해냈다.

●●● 양치질

양치질을 하는 가장 큰 이유는 음식물 찌꺼기로부터 치아를 썩지 않게 보호하기 위해서이다. 치아는 음식물을 씹을 때만 사용할 뿐이지만 사이사이에 끼는 음식물 찌꺼기가 부패되면 치아가 쉽게 상하게 된다. 뼈는 혈액을 생산하기 위하여

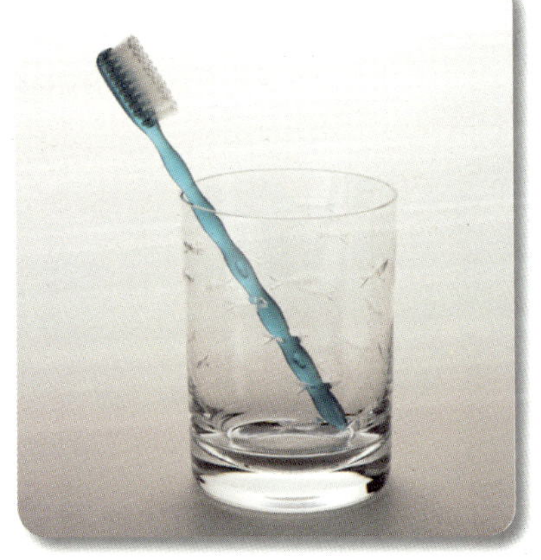

끊임없이 음식물의 영양분을 뼈로 흡수하므로 오히려 치아보다 수십 배 이상 더 빨리 부패하기 쉽다. 그래서 뼈 표면을 이를 양치질하는 것처럼 누르고, 문질러 미리 보호 하여 주자.

●●●● 난로 청소 법

석탄을 난로에서 태우면 그 연기가 굴뚝으로 빠져 나가면서 '그을음'이 굴뚝을 막히게 하고, 석탄은 미연소 코크스를 남기면서 재가 난로 밑바닥을 가득 채우기 때문에 난로청소를 할 때 굴뚝 및 난로 밑바닥을 함께 치워야 한다. 이 난로 청소 법이 Bone Cleansing에 인용된다.

Bone Cleansing에는 3가지 방법이 있다.

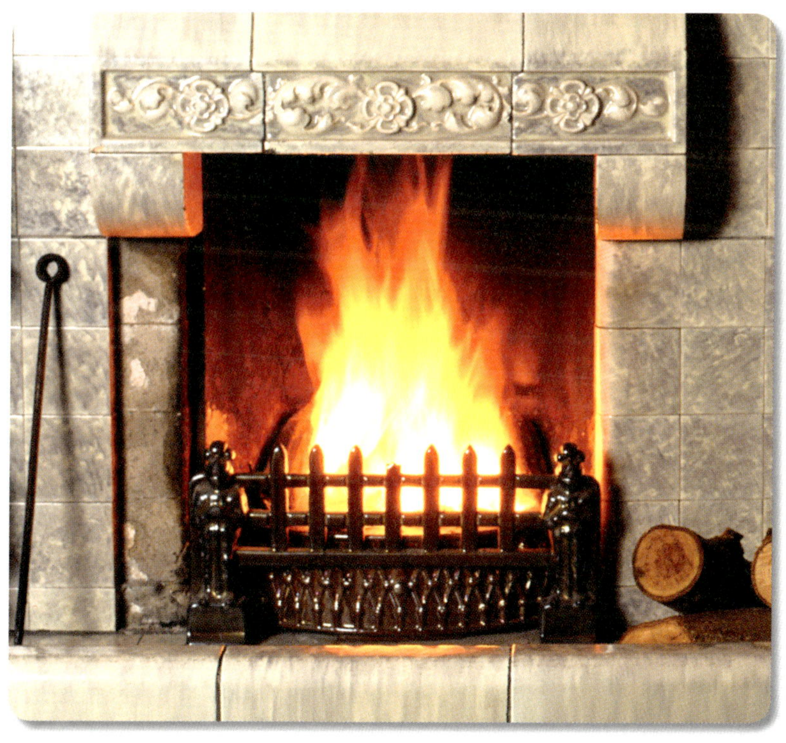

Bone Cleansing의 3가지 방법

Bone Clinic

육체적 질병은 혈액 흐름의 이상(異常)으로 생긴 것으로 특히 혈액을 만드는 뼈 내에서 꼭 발병을 한다. 발병 원인은 여러 가지이나 모두 뼈를 깨끗이 하면 고쳐지기 때문에 뼈 청소를 게을리 해서는 안된다.

Bone Reactivation

정신적인 질병은 정신 흐름의 회로에 이상(異常)이 생긴 것으로 인체의 정신회로가 뼈 속에 있음을 필히 알아야 한다. 각종 정신적인 질병을 고쳐서 정상(正常)으로 되돌려 놓는 방법이다. 따라서 정신질환을 제대로 고치려면 뼈를 치유해야 한다.

Bone Reconstruction

영혼적인 질병은 영혼 흐름의 회로에 이상(異常)이 생긴 것으로 인체의 영혼회로가 뼈 속에 있는 것을 우리 인류는 필히 알아야 한다. 이 방법은 각종 영혼적인 질병을 고쳐서 정상(正常)으로 되돌려 놓는 방법이다. 인간의 뇌가 육체적, 정신적, 영혼적 기능을 모두 다 하고 있는데 뇌는 두개골이란 둥근 뼈에 보자기처럼 싸여 있음을 먼저 알아야 하고, 뇌의 모든 기능을 뼈를 통하여 전달되면서 작용한다는 사실을 깨닫기만 하면 비로소 쉽게 이해가 될 수가 있다.

Bone Cleansing은 Bone Cleansing Miracle Touch을 사용하여 뼈 겉면과 뼈속을 깨끗이 하여 뼈의 조혈능력(造血能力)을 활성화시켜 끊임없이 깨끗한 혈액을 생산케 하므로 깨끗한 혈액은 혈액의 오염으로 발생되는 고혈압, 당뇨병을 위시하여 인체 내에서 발생되는 육체적, 정신적, 영혼적 모든 질병들을 총망라하여 치유 할수 있다.

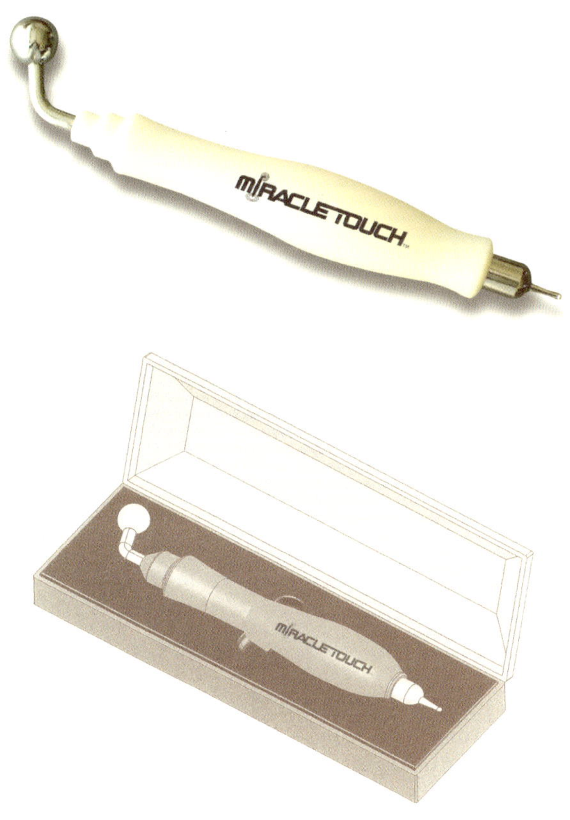

35. 깨끗한 뼈를 만드는 법

영혼이 Driving Force로 뼈에서 혈액을 만든다

최첨단 현대과학이 인체에 혈액을 공장에서 마치 오렌지 주스를 만들 듯이 쉽게 만든다면 얼마나 좋을까? 앞으로 과학이 좀 더 발달되면 가능해질까?

과학이 인간의 영혼을 만들 정도가 되면 그때쯤이면 가능할 것이다.

왜냐하면 사람 혈액은 영혼이 만들기 때문이다. 창조주께서 아담과 이브는 직접 만드시고 세 번째 인간부터는 인간들의 정자와 난자로부터 인간을 잉태하게 하셨다. 정자가 난자에 결합될 때 영혼이 동시에 결합된다.

결합된 영혼의 최초업무는 첫 혈액세포를 생산하는 것에서 시작된다. 이어서 그 세포가 생성되는데 액체성은 혈액이고 고체성은 뼈가 된다.

창조주의 섭리로 생명의 근원인 뼈에서 혈액이 계속적으로 생산되는 것이다.

우리가 깨끗한 혈액을 생산하려면 창조주의 Supernatural Energy를 흡수하여야 하는 그 방법이 The Breath of Life를 수련하는 것이다.

이때에 혈액을 생산하는 뼈를 미리 깨끗이 하여야 하는데 그 방법이 바로 Bone Cleansing이다.

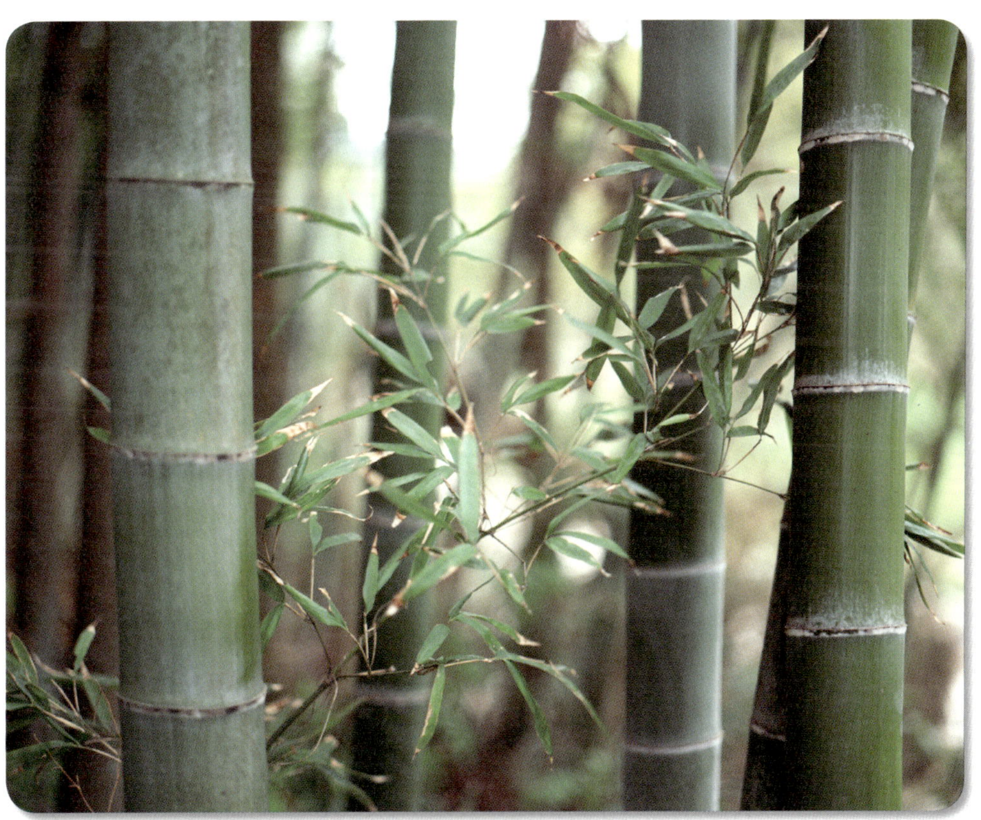

36. INDEX 영어용어 설명

- **Bone Care** : 뼈 관리

- **Bone Clinic** : 뼈 점혈

- **Bone Cleansing** : 뼈 청결

- **Bone Reactivation** : 뼈 재활

- **Bone Reconstruction** : 뼈 재생

- **Cosmos** : Universe밖에 있으며 별 생성 및 소멸우주

- **Cosmic Energy** : 우주 초 원력
이 에너지를 흡수하면 체내의 뼈세포를 생성시켜
무병건강 불로장수의 꿈을 이루게 한다.

- **Driving Force** : 조정력 (사물을 구성 및 형성 시키는 힘)

- **Heaven** : 천국

- **Ozone Revolution** : 인체산화탄소동화작용
식물만이 탄소동화작용을 하여 산소 (O_2) 오존(O_3) 를 만드는데
인간이 수련을 통하여 체내에 누적된 활성산소와 산화탄소를
O_2와 O_3로 만듦

- **Supernatural Energy** : 초자연적 에너지

- **Super Power** : 초능력

- **The Breath of Life** : 생명의 숨결

- **Universe** : 우주
  별의 생성과 소멸 작용이 없이 만유인력으로
  공전과 자전만하는 태양계 우주

- **Universal Energy** : 만유인력에너지
  이 에너지를 수련을 통하여 체내에 흡수하면 각종장기들 간의
  원만한 만유인력이 형성되어 만병예방의 근원이 된다.

- **Zen Meditation** : 자연명상 / 의식집중의 정신명상이 아님

- **Zen Martial Arts** : 자연적응무술
  정신통일이 아니고 자연 느낌을 개발

- **Zen Qi-Kung** : 자연 뼈 심호흡
  기억력 위주의 암기식 동작이 아니고 자연 흐름에 일치

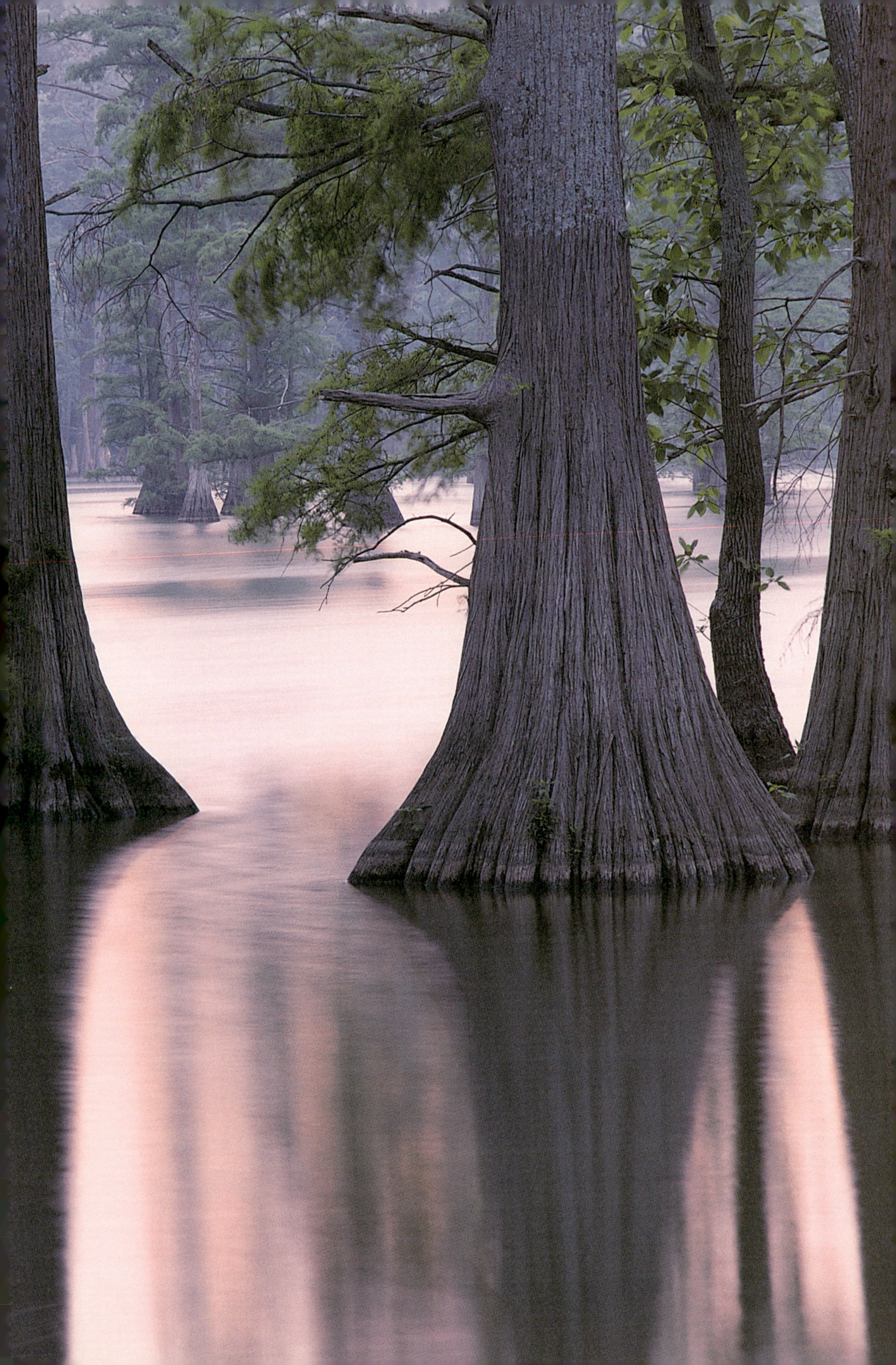

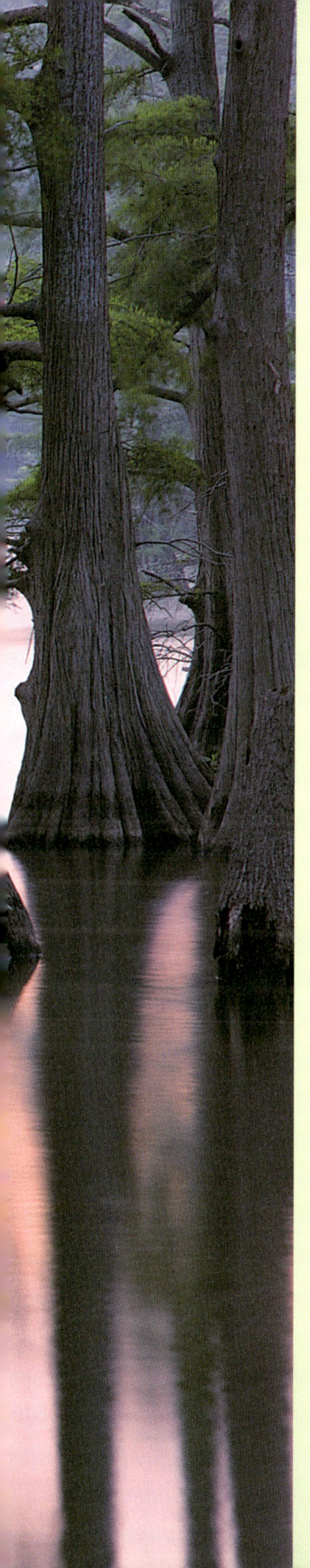

의술혁명

부록 및 스크랩기사

Bone Care

자연 대체 의학연구소의 업적

태초의 자연 생명 에너지를 발견

http://www.miraclehealth.net 홈페이지에서
A. The Breath of Life를 참조

인체의 각종 질병 발생지를 발견

모든 질병을 발생시키고 관리하는 사흑세계(四黑世界)가 모든 사람의
인체 내에 있다. 사람이 한평생을 살아가는 동안 한 때는 건강했으나
거의 예외 없이 몸에서 질병이 왜 발생하는지를 연구해보자.

태어나면서부터 장애자로 태어나서 숨을 거둘 때까지 못 고치는 불치
병들, 태어날 때는 외견상으로 정상적이었으나 성장하면서 발병하여
기존의술로는 도저히 못 고치는 난치병들, 인간과학 수준으로서는 발
병 원인조차 규명하지 못하는 희귀병들 이러한 질병들을 고치기 위하
여 열심히 연구를 해보면 인체 내에 사흑세계(四黑世界)가 존재함을 발
견하게 된다. 우리 인류는 이 사흑세계를 제거할 줄 알게 되면 불치병,
난치병, 희귀병들을 모두 고칠 수가 있다.

인체의 사흑 세계四黑世界 발견

흑뇌(黑腦)

생명과 건강을 파괴하는 모든 질병을 발병시키고 발육시키며 보호 관리하는 질병자체가 가지고 있는 뇌이다. 그 위치는 경추 3, 4번 뼈 속에 있다.(모든 사람들이 알고 있는 두뇌도 두개골이라는 뼈 속에 있음을 상기하라.)

질병들이 두뇌의 지배를 받지 않는 것은 이 때문이다. 모든 불치병 난치병 희귀병들을 성공적으로 완치시키려면 반드시 이 흑뇌를 제거하여야만 한다.

흑각(黑角)

후두부 정점과 양어깨 손으로 연결하면 삼각형이 그려진다. 이 삼각형이 병마의 삼각지대로서 인체 내에서 발병하는 모든 질병들이 잠복하는 곳이다. 그 이유는 모두가 이 흑뇌의 조종을 받고 있기 때문이다. 확인하는 방법으로 티스푼 끝으로 후두부 목덜미 양 어깨 전반에 걸쳐서 꾹꾹 눌러보면 정말로 놀라운 일이 발생한다.(튀김요리를 할 때 뜨거운 기름방울이 사방으로 튀듯이) 잠복되어 있던 질병들이 사방으로 튀는데 온몸에서 따가운 느낌을 느끼게 된다. 따라서 질병을 고치려면 무조건 흑각을 제거하여야 한다.

흑충(黑蟲)

사람 몸 안에서 발병하는 모든 질병들은 사람처럼 스스로 생명력을 지니고 있다. 이러한 질병들은 독자적인 생명에너지 공급체계를 가지고 있다. 흑충은 질병자체 공급체계의 보급원으로 복부에 위치하고 있으며 영양분을 섭취하여 질병 스스로의 체질에 맞게 가공을 한 후 전신에 퍼져있는 질병들에게 공급하고 있다. 흑충의 존재를 확인하려면 주방에서 사용하는 국자를 가지고 배를 지그시 눌러 보면 1분 이내에 배속에서 심장 박동하는 것을 느낄 수 있다. 흑충이 약하면 금방 뛰게 되나 강한 흑충은 잠복력이 강하여 매일 한 시간씩 6개월을 계속 눌러야 비로소 뛰기 시작하는 경우도 있다. 이러한 사람은 40, 50대에 예외 없이 중병이 발생한다. 그래서 모든 인간들은 병마로부터 구원을 받으려면 반드시 미리 이 흑충을 제거해야 한다.

흑연(黑淵)

우주에는 Black hole(블랙홀)이 있다. 인간의 몸은 소우주이기 때문에 인체 내에도 마땅히 이 블랙홀이 있어야 할 것이다. 블랙홀이 어디에 있는 것일까? 항문에 있는 미골(尾骨) 즉, 꼬리뼈에 있다. 사람이 죽었을 때 영혼은 미골을 거쳐서 빠져 나간다. 이 미골이 인체의 블랙홀이기 때문이다. 영혼이 빠져 나가기 전에 미골을 차단하고 인공호흡을 하면 많은 사람을 되살릴 수 있다.

인체에는 6개의 독毒샘 부위가 있음을 발견

몰매를 맞은 것처럼 아프다고 하는 많은 사람들을 대상으로 연구를 해 보니 인체에서 발생되는 독 때문임을 알게 되었다. 한방에서는 환자의 통증을 부황요법으로 치료하고 있고 양방에서는 진통제로써 치료를 하고 있는데 다소간의 도움을 줄 뿐이다. 보다 더 근본적인 치료법을 개발하기 위하여 연구를 한 즉 인체에는 독이 모이는 독샘이 있음을 발견할 수 있었다.

독샘의 위치

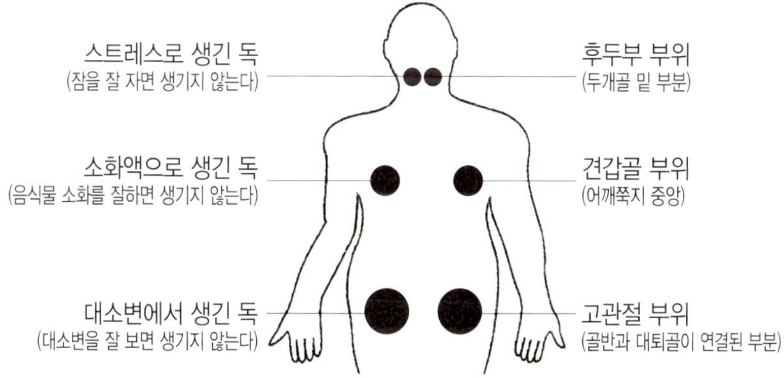

후두부 부위의 독샘

수면부족, 만성불면증, 우울증, 정신불안 스트레스 등으로 뇌신경을 과도하게 사용하게 되면 좀처럼 해독이 되지 않고 정체된 독이 모이는 곳이다.(이때 티스푼을 비롯하여 철제품으로 가볍게 눌러주거나 문질러 주면 해독이 된다.)

이러한 경우에 모든 사람들은 상식적으로 정확한 그 자리를 알려고 한다. 그러나 처음부터 정확한 자리를 알려고 할 필요 없이 철제품으로 아픈 부위주변을 누르거나 문지르다 보면 특별히 아픈 자리를 자연히 발견하게 된다. 바로 그 자리를 집중적으로 오랫동안 누르거나 문질러 주면 된다.

견갑골 부위의 독샘

지나친 운동, 심한 노동, 육체적인 상처를 받았거나 지나친 걱정, 스트레스 등으로 정신적인 상처를 받으면 독을 배설하지 못하여 견갑골 부위에 모이게 된다.

이 때 독이 고이는 양에 따라서 고통의 양이 정해지게 마련이다. 몸에 지장을 줄 정도의 통증을 느낄 경우는 방문의 손잡이에 어깨를 대고 문질러 보거나 철 제품기구를 방바닥에 놓고 누워서 등과 어깨를 눌러보라. 이열치열(以熱治熱)처럼 열은 열로써 다스리듯이 이통치통(以痛治痛) 즉, 통증은 통증으로 다스리면 된다. 통증이 제대로 다스려지게 되면 시원한 느낌을 가지게 된다.

고관절 부위의 독샘

우리 인간은 매일 대소변을 배설하고 있다. 배설을 할 때 항상 완전하게 전량 배설되는 것이 아니고 항상 몸 안에 잔량이 남아있다. 몸이 건강할 때는 아무런 문제가 없으나 몸이 피곤하거나 쇠약해지면 근육의 탄력이 떨어져서 대소변의 변독이 흘러나와 고관절 부위에 쌓이게 된다. 이 때 제대로 해독이 되지 않고 변독이 계속 흘러나오면 뼈 세포가 썩어서 암세포가 된다.

인체부위에는 여러 종류의 암이 발생되는데 어떤 종류라도 말기가 되면 순식간에 암세포가 퍼지는 현상이 발생한다. 고관절의 뼈가 썩어서 발생한 것때문임을 알아야 한다.

암 발생을 예방하고 효과적인 치료를 하기 위하여 고관절 치료를 받아야 한다. 이 방법은 앞에서 언급한 것과 동일하다.

인체 생태계의 비밀의 발견

뼈에서 전기를 발전

두개골에서는 (안테나의 동그란 끝이 전파를 흡수하듯이) 하늘의 정전기(靜電氣)를 받아 들여 기초생명의 전력을 만든다.

이 때문에 Coma 환자(식물인간)가 산소 호흡기로 호흡을 하면서도 뇌가 살아있는 것이다. 발 뼈에서는 단단한 물체가 서로 부딪히면 마찰전기가 발생하듯이 발 뒤꿈치 뼈가 땅과 부딪히게 되면 마찰하는 과정에서 동전기(動電氣)가 발전되어 인체의 체력인 전력이 발생된다.

고혈압환자나 당뇨병환자의 발뒤꿈치 뼈를 자세히 살펴보면 건강한 사람의 발뒤꿈치 조직과 달리 심하게 훼손되어 있어 전력생산을 정상적으로 하지 못하게 방해한다.

이런 환자들은 티스푼으로 눌러보면 심한 통증을 느끼게 되며 중증인 경우는 마비가 되어 전혀 느낌이 없다. 이러한 증상을 고치려면 앞에서 언급한 방법과 동일하게 하면 치료가 가능하다.

수액(樹液)과 혈액(血液)은 상호전환相互轉換)

이 사실은 인체해부도를 자세히 살펴보면 알 수 있다. 왜냐하면 동맥의 혈관과 정맥의 혈관이 서로 연결되어 있지 않다는 것을 알 수 있기 때문이다.

혈액이 심장박동에 의하여 대동맥을 거쳐서 동맥의 모세혈관까지 내려간다. 정맥의 모세혈관에서 혈액이 대정맥을 거쳐서 심장으로 들어간다. 동맥의 모세혈관과 정맥의 모세혈관이 따로 떨어져 있는데 어떻게 그런 일이 있을 수 있을까! 본 연구소는 이 사실을 연구해본 바 동맥의 모세혈관에서는 수액화 현상이 일어나고 정맥의 모세혈관에서는 혈액화 현상이 일어남을 알 수가 있었다.

즉, 동맥의 모세혈관에서는 혈액이 수액화하여 100조나 되는 세포에 산소와 영양분을 공급하고 세포의 노폐물을 수거하여 배설기관으로 보낸후, 심장으로 다시 들어가기 위하여 정맥의 모세혈관에 이르러서 혈액화 현상이 일어나기 때문이다.

오늘날처럼 과학이 발달된 현실에서 고혈압과 당뇨병을 근본적으로 고치지 못하고 있는 이유는 눈에 보이는 혈액과 혈관만 연구를 하고 수액을 연구하지 않았기 때문이다. 수액과 혈액의 비는 9 : 1 로서 체액의 90%에 해당되는 수액에 대하여 관심을 두어야 할 것이다.

영혼이 Driving force로 뼈에서 혈액을 만든다

최첨단의 현대과학이 발달하여 혈액을 마치 공장에서 오렌지 쥬스를 만들듯이 쉽게 만들어 공급이 된다면 얼마나 좋을까? 과학이 더 발달되면 이것이 가능할까? 과학이 인간의 영혼을 만들 정도가 되면 그때쯤이면 가능할 것이다. 왜냐하면 앞에서 말한 바와 같이 혈액은 영혼이 만들기 때문이다.

창조주께서 아담과 이브는 직접 만드시고 세 번째는 인간들의 정자와 난자로부터 인간을 만들게 하셨다. 인간의 영혼은 이렇듯 정자가 난자에 결합할 때 동시에 결합이 된다.(이때 태몽을 꾸게 된다.) 결합된 영혼의 최초 업무는 첫 혈액세포를 생산하는 것에서부터 시작 된다. 이어서 그 세포가 생성되는데 액체성은 혈액이고 고체성은 뼈가 된다.

창조주의 섭리로 생명의 근원인 뼈에서 혈액이 계속적으로 생산 되는 것이다. 깨끗한 혈액을 생산하려면 창조주의 Super natural Energy 를 흡수하여야 하는데 그 방법이 The Breath of Life 를 수련하는 것이다. 이 때에 혈액을 생산하는 뼈를 미리 깨끗이 하여야 하는데 그 방법이 바로 Bone Cleansing이다.

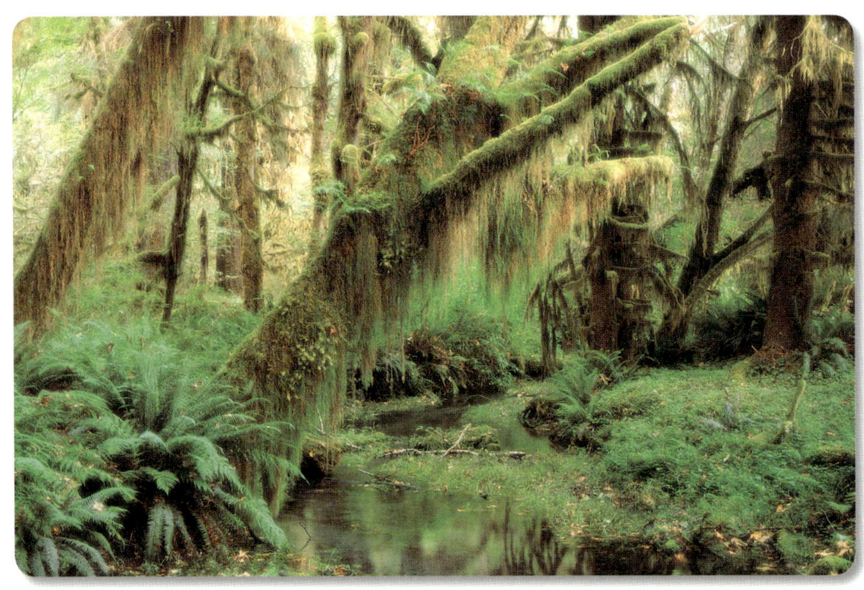

인체의 생명흐름인 8맥을 발견

천지인(天地人)이라는 단어를 보더라도 인간이 하늘과 땅과 합이 된다는 것을 알 수 있다. 인간이 어떻게 하늘과 땅의 영향을 받으면서 살아가는지를 연구하다 보면 인체 내에는 천사맥(天四脈)과 지사맥(地四脈)이 있음을 발견하게 된다.

그래서 인류는 인체의 팔맥(八脈)을 알고 의술을 펼치면 어떠한 종류의 질병이라 하더라도 전혀 약을 먹지 않고 수술도 하지 않으면서 모든 질병을 고칠 수 있다.

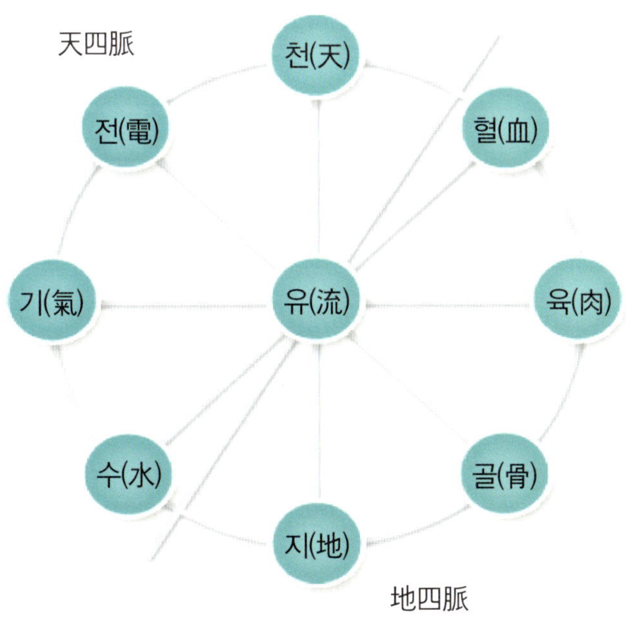

천맥(天脈)에는 하늘의 전기가 흐른다

인간의 영혼을 움직이는 것은 전기이다. 우리가 기도를 하는 경우 발생하는 전기이며 염원을 할 때도 발생한다. 우리 인간이 다른 하등동물과 다른 만물의 영장인 이유는 하늘의 전기가 흐르는 천맥이 몸 안에 있기 때문이다.

천맥은 인간의 두개골(頭蓋骨)이 하늘로부터 전기를 흡수하여 등 뒤로 내려가는데 인체의 등쪽은 비행장 활주로처럼 되어 있어 걸림 없이 내려 가면서 인체의 전면(前面)으로 전기를 방사한다. 인체의 천맥에 이상이 생기면 정신병이 발병하며 신체 장애를 유발한다. 또한 선천적으로 장애자나 후천적 사고 장애자가 모두 천맥이상(天脈異常)에서 비롯되는 엄청난 비밀이 여기에 있다.

전맥(電脈)에는 육체적 전기가 흐른다

인체의 세포수를 약 100조로 추정한다. 이들 세포는 전기를 공급받아야 살아 있는 세포가 되며 전기가 끊어지면 죽은 세포가 되어버린다. 퇴적된 죽은 세포를 제거할 수 있는 힘은 전맥의 전기량이 충만했을 때이다. 건강한 사람은 상처가 금방 치유되는 이유가 전기가 충만하기 때문이고 당뇨환자의 상처가 쉽게 아물지 않는 이유는 혈당을 분해하는 전기조차도 부족해 상처를 치유할 세포를 제대로 생산하지 못하기 때문이다.

기맥(氣脈)에는 기력이 흘러서 체력을 만든다

기맥에는 활맥(滑脈)과 살맥(殺脈)이 있다. 인간이 선심을 가지고 선행을 하며 기쁘고 유쾌하게 살면 활맥에 활기가 흐르면서 인생을 즐겁게 살다가 죽을 때 편안한 표정을 지으면서 현세와 작별하고 내세로 편안하게 이동을 한다.

악심을 가지고 악행을 저지르며 살면 살맥에서 살기가 돌아서 못된 짓을 안 하면 안달이 나서 스스로 조용히 살지를 못한다. 이럴 땐 살맥에 팽창된 살기를 제거하면 발작증세가 사라져 가고 활기의 활맥이 되살아난다.

악한 마음을 먹고 험상궂은 얼굴을 짓다가 심경변화를 일으켜 선행을 하면 용모가 딴판으로 달라지게 된다. '죄는 미워도 사람은 미워하지 말라' 누구나 들어본 말이다. 죄인도 스스로 살맥의 충동으로 가장 먼저 상처를 받은 피해자이다. 사격을 할 때 총알이 총신을 빠져 나가기 전에 먼저 총 자체가 충격을 받는 것과 같이 사람의 살맥이 팽창하여 살기가 움직여서 악행을 저지를 때 남을 해치기 전에 자기부터 먼저 해를 입는다. 그래서 모름지기 인체의 기맥을 알고 이해함으로써 순간의 감정을 여유롭게 대처하지 못하여 큰 불행을 자초하는 일을 사전에 막는 지혜와 슬기를 기맥에서 찾아보자.

수맥(水脈)에서는 수분이 흘러서 생명을 영위한다

수맥은 땅과 연관이 있어 지사맥에 소속되어야 한다고 독자 여러분들은 생각할 것이다. 필자는 식물인간이 되었을 때 영혼의 유체이탈을 체험하면서 물에 대한 이치를 터득하게 되었다. 물은 평상 수온을 기준으로 열이 가해지면 따뜻해지고 계속 열을 가하면 뜨거워져서 펄펄 끓다가 더 열이 가해지면 기체화가 되어 하늘로 올라가 버린다. 그러다가 습기가 되어 구름을 형성했다가 전기 망에 수분이 축적되면 물방울을 형성하여 빗방울이 되어 땅으로 하강한다. 이것들이 땅에 착지를 했을 때 우리는 이를 물이라고 한다. 물에 저온이 계속 가해지면 차가워져 살얼음이 형성되다가 얼음덩어리로 변한다. 즉, 고체가 되는 것이다.

이 세상에 존재하는 어떤 물체도 물처럼 기체 액체 고체로 자유자재로 변신하는 것은 없다. 어떤 형태가 되더라도 반드시 전기를 가지고 있다. 사람의 수분이 일정량 이상 빠져나가면 탈수증세로 실신하는 이유는 수분 고갈 때문이다. 영혼을 몸 안에 잡아 놓는 너무나 중요한 역할을 하는 장본인이 수맥의 수분임을 알면 누구든지 난치병을 고치는 해법을 얻을 수가 있다.

혈맥(血脈)에는 혈액과 수액이 흐른다

기존의학이 혈맥의 존재를 알았더라면 서양의학의 근본이 완전히 달라

졌을 것이며 인류의 운명도 바뀌었을 것이다. 왜냐하면 기존 의학은 혈
관을 기초로 삼았기 때문이다.

필자는 이런 주장을 하고 있다.
혈액은 힘차고 빨리 흘러야 한다.
그래서 심장에서 박동을 치는 것이다.

그렇다면 혈액흐름의 속도가 정상이냐 비정상이냐를 따지는 혈류 수치가
나와야 하지 않겠는가! 왜 고무줄로 팔뚝을 묶어 혈압을 재는지 모르겠다.
혈액이 수액으로 바뀐다는 사실을 모르는 이유가 혈압이라는 잘못된 발
상으로 일어난 것이다. 즉, 혈압이 아닌 수압이고, 즉 고혈압이 아닌 고
수압(高水壓)이라고 해야 할 것이다.

육맥(肉脈)에서는 근육세포를 관리한다

육맥은 근육세포를 유지 관리하기 위하여 모든 기능을 조절한다. 근육
세포에는 약 6개월 만에 교체가 되는데 세포생성물질이 육맥을 통하여
이루어진다. 육맥 회로에 이상이 생기면 상처가 빨리 아물지 않으며 노
화세포가 교체되지 않아 조로(무老)현상이 일어나서 나이보다 훨씬 더
늙어 보인다.
주름살이 유난히 많고 상처가 아물지 않고 덧나며 염증이 빨리 가라앉

지 않는 것은 육맥의 회로가 막혀서 생기는 현상이다.

골맥(骨脈)에서는 뼈세포를 관리한다

골맥은 뼈세포와 손톱, 발톱세포를 관리하는데 뼈세포는 약 1년에 한 번씩 교체된다. 극심한 상처를 입은 뼈는 치유에 꼭 12개월이 소요되는 것은 이 때문이다.

상식적으로 아는 근골계 질환은 골맥 회로가 막혔을 때 발생하므로 Bone Clinic으로 완치할 수 있다.

지맥(地脈)은 지기를 흡수하여 운용한다

사람이 걸으면 발 뼈에 자극이 가서 지기를 흡수하여 발등을 거쳐 무릎을 지나 앞가슴 얼굴을 거쳐서 이마의 상단전까지 올라간다.

지형 굴곡을 형성하는 지기는 인체의 돌출부분을 형성한다. 그래서 인체의 앞쪽에 모든 돌출부분이 있는 이유를 설명할 수 있다.

사람이 근심 걱정을 유난히 많이 하고 무슨 생각을 골똘하게 하는 경우 땅의 느낌부족으로 얼굴 윤곽이 뚜렷하지 못하고 신체 앞면 돌출부분이 탄력을 잃어서 처지는 형상을 초래한다.

그래서 가벼운 운동으로 땅의 자극을 느끼고 등산으로 지형의 굴곡을
눈으로 보고 느끼면 강한 지기가 흡수되어 뚜렷한 얼굴윤곽을 되찾을
수 있다.

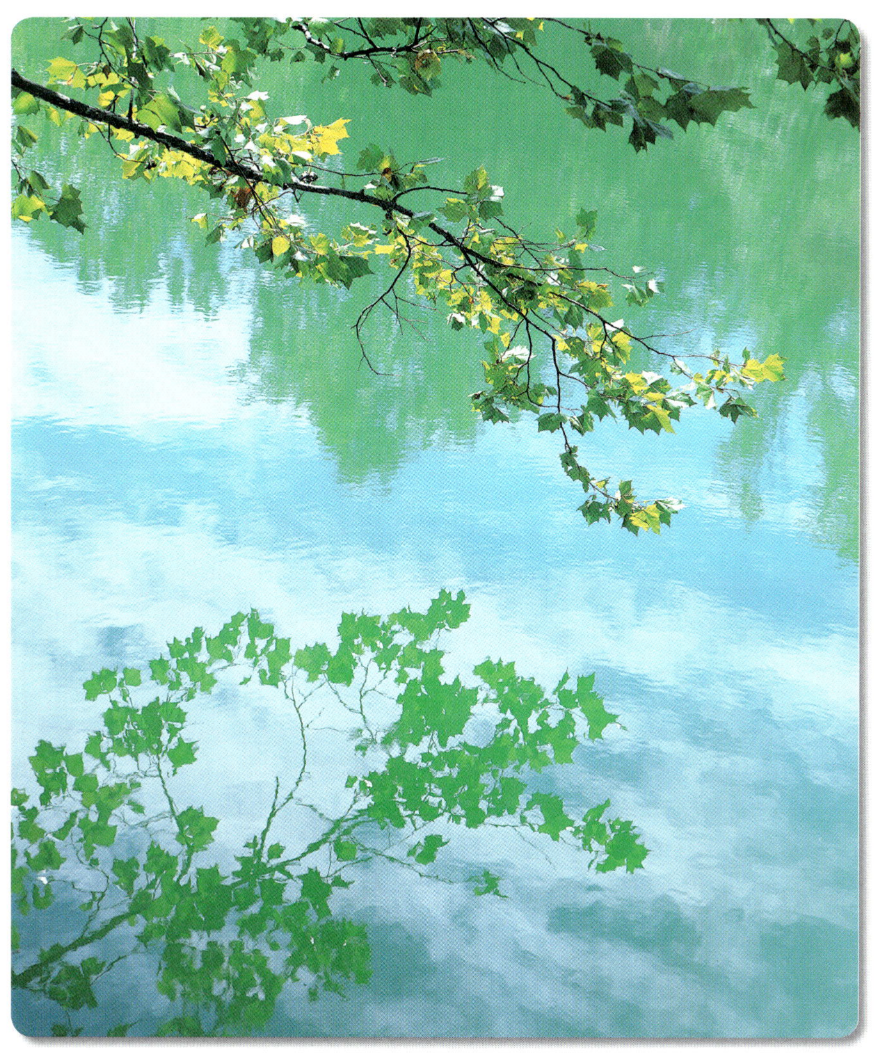

S & G Internet University 소개

설립취지

이 지구상에 살고 있는 모든 사람들의 공통된 최대 관심사는 건강한 체력을 유지하는 것이다.

시대별, 나라별, 계층별로 나름대로의 건강을 유지하기 위하여 온갖 노력을 기울이고 있으나 노력한 정도에 비하면 성과는 미흡하기 짝이 없다. 성별 연령별 차이 없이 인체라는 한 가지 이유로 태아에서 초 고령자까지 건강하게 살게 하는 전천후 건강법이 세상에 그 모습을 드러내게 해야 하는 것이 나의 사명으로 생각한다.

필자가 이의 설립에 University 명칭을 붙인 이유는 인체의 건강 문제를 총망라하였기 때문이다.

종류

A. 산부 건강대학(태아 및 산모 건강법)
B. 청년 건강대학(20대 남녀 건강법)

C. 장년 건강대학(중장년 건강법)

D. 노인 건강대학(노인 건강법)

E. 의료 전문대학(의료 전문인 양성)

각 대학의 특징

산부 건강대학 (태아 및 산모 건강법)

임산부가 잉태에서 분만까지 단계별로 태아 및 자신의 건강을 위하여
어떠한 운동을 해야 유익한지를 지도하게 된다. 임산부가 공통적으로
겪는 구토 및 거식증, 몸이 붓고 분만 불안감뿐만 아니라 유산(流産),
조산(早産), 출산 시 사망(死亡) 등 비극적인 불행, 태아의 발육부진으
로 출산 후 사망 등을 미연에 방지하기 위한 호흡법 및 체조방법을 상술.

- 임신초기 3개월
- 임신중기 3개월
- 임신말기 3개월
- 해산 후 몸 조리법

청년 건강대학(20대 남녀 건강법)

사람이 평생토록 건강하기 위하여 20세 되는 해부터 건강을 위한 노력

을 한다면 영원히 건강할 수 있는 적절한 시기를 놓치게 되어 병자의 신세를 면치 못한다. 사람들은 그래서 처음에는 아동 건강법 두 번째는 사춘기 건강법을 반드시 거쳐야 하는 것이다.

첫째, 아동 건강법 : 오늘날 우리나라를 포함한 전 세계의 아동들이 성인병인 고혈압, 당뇨병, 아토피성 피부염을 위시하여 온갖 신체적, 정신적 장애로 시달리고 있다. 이로 말미암아 우리 인류의 미래에 크나큰 먹구름이 짙게 깔려있는 것이다. 아동들의 정상적인 신체 발육을 위한 방법을 상술.

둘째, 사춘기 건강법 : 성장 촉진을 위하여 과도한 영양섭취 및 비타민 과잉섭취로 인하여 인체 생태계가 파괴되어 성장 발육의 불균형이 이미 세계적으로 알려진 인류의 장래문제를 해결하는 방법으로 건강체조법을 상술. 인생에 있어 황금시기인 20대 남녀의 건강을 유지하기 위한 건강체조법을 상술.

장년 건강대학(중장년 건강법)

장년의 건강은 한창때인 폭발하는 젊음을 더 이상 누리지 못하고 신체의 모든 기능이 쇠퇴하고 쇠락의 과정에 접어들고 있는 시기에 사라져가는 젊음을 더 누릴 수 있는 건강체조법을 상술.

노인 건강대학(노인 건강법)

노인의 건강은 자신뿐만이 아니라 가정에 중대한 영향을 끼친다. 중풍을 위시하여 갖가지 신체장애가 발생하여 온 식구들의 평온한 삶을 유린하는 가정적 비극을 미연에 방지하기 위하여 죽는 날까지 몸 관리를 잘 하는 것이 너무나 중요하다. 노인병 발생을 미연에 방지할 수 있는 건강 체조법을 상술.

의료전문대학(의료 전문인 양성)

의료인을 양성하는 방법에 대 혁신을 이루었다.

지금까지 지구상에서 통용되는 모든 의술은 반드시 약을 복용케 하여 질병을 고치려고 하고 있다. 전술한 바와 같이 질병은 3, 4, 5 차원을 넘나들면서 인간의 몸에 상처를 주고 있다. 약은 사람 몸이 먹는 것이지, 질병이 먹지를 않는다. 마치 제사 음식을 차려 놓으면, 귀신이 먹지 않고 사람이 먹는 것과 같다.

의술은 직접적으로 질병을 상대할 수 있어야만 질병을 없앨 수 있다. 세균을 없애듯이 질병마저 없애야 비로소 완전히 고치는 것이 된다. 본 의술 전문대학에서는 어떠한 종류의 약이더라도 일체 사용하지 않고 질병을 고치는, 즉 없애는 의료인을 양성하고자 한다.

의료인 양성에는 다음의 3단계가 있다.

- 人醫 (2년 과정) : 육체적 질병을 치유
- 神醫 (2년 과정) : 정신적 질병을 치유 (人醫 이수자)
- 仙醫 (2년 과정) : 심령적 질병을 치유 (神醫 이수자)

※ 선의는 꺼져가는 목숨도 살린다.

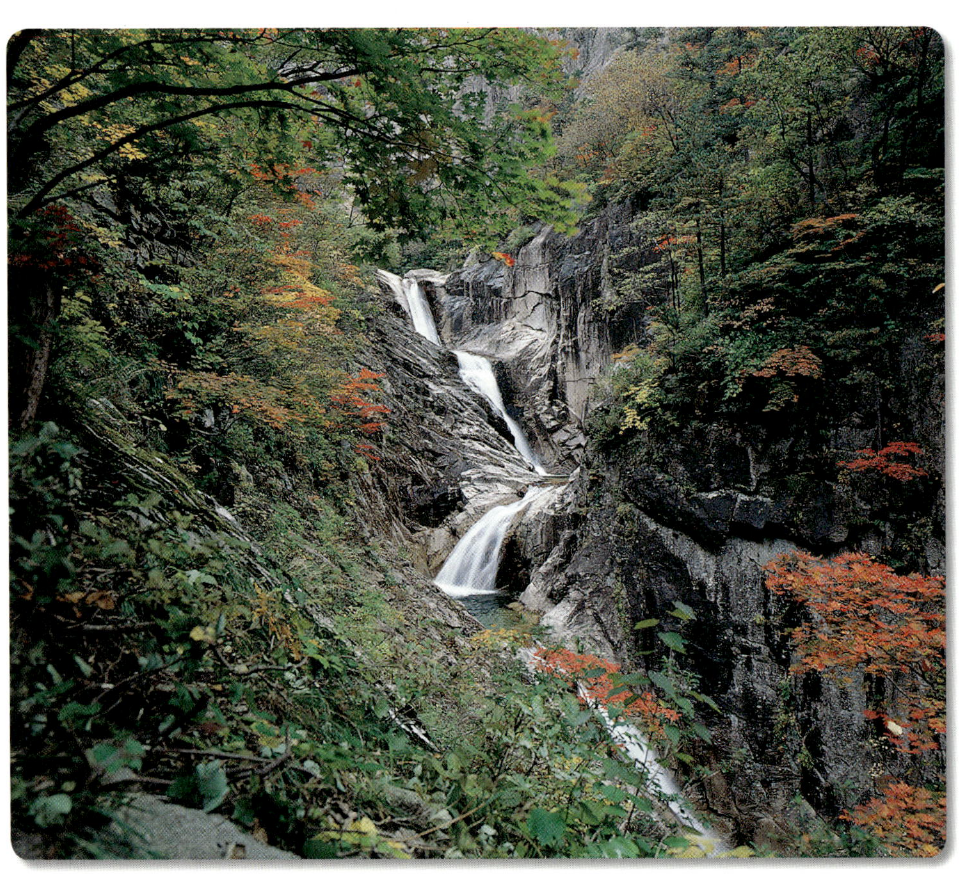

해외동포를 위한 건강교실(시애틀 코엠 TV)

생활건강 가정요법
(가벼운 증상은 가정에서 해결)

시애틀 코엠 TV

728 S. 320th St., Ste.#G

Federal Way, WA 98003

Tel : 253)946-5537

253)946-5657

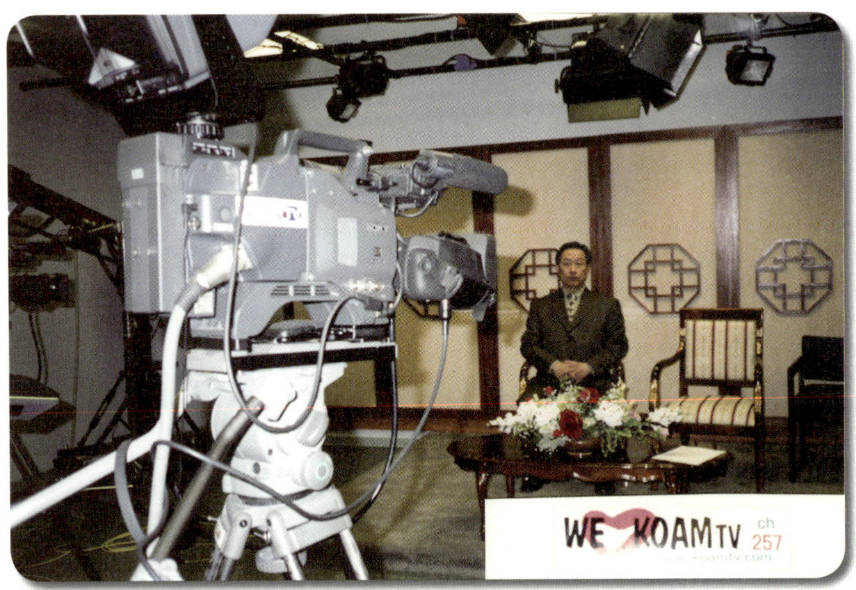

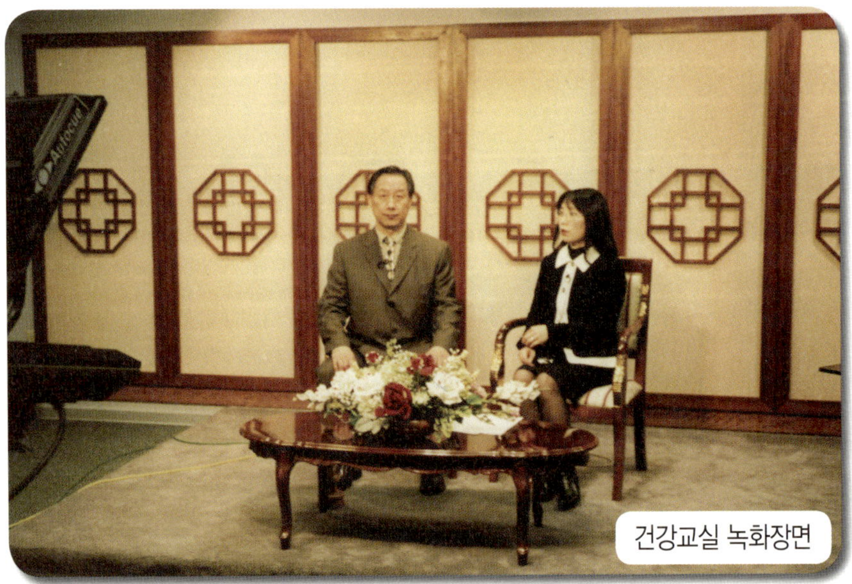

건강교실 녹화장면

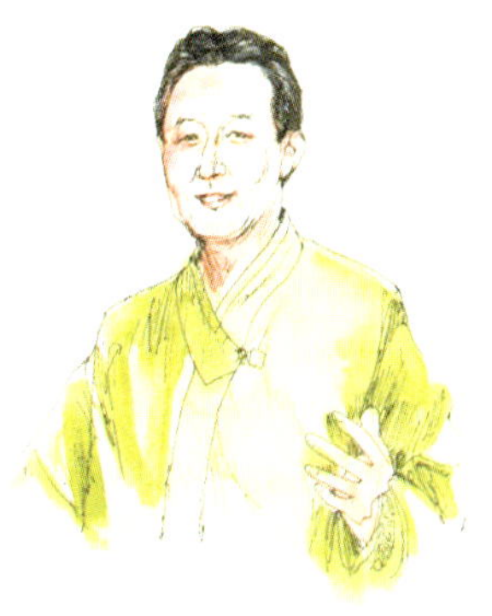

초청인사 : 서성호 교수

　서교수는 공자의 탄생지인 곡부에서 자동차로 40여분 떨어진 중국 산동성 태안시 소재에 대지 2백만평, 학생수 만오천명, 양방, 한방, 대체의학을 종합한 태산의과대학교 Bone Clinic 학과의 석좌교수입니다.

　서교수는 B.C 4세기경 의학의 아버지 히포크라테스가 "모든 질병은 뼈에서 발생" 한다는 진리를 유언으로 남긴 사실에 입각하여 뼈 자체를 연구하여 각종 질병을 사전 예방 및 근본 치유를 할 수 있는 Bone Clinic을 창시한 분입니다.

　앞으로 생명 신비의 호기심과 질병 비밀의 궁금증을 아주 쉽게 하나씩 풀어 가면서 여러분들의 건강 향상을 위해 노력할 것입니다.

강의내용(매주 금요일 오후 8시 ~ 8시 30분 방송)

1. 오십견
2. 퇴행성 관절염
3. 다리 근육경직 현상
4. 허리 디스크
5. 소화불량
6. 호흡장애
7. 불면증
8. 엘보우 통증
9. 정맥류
10. 천식
11. 안면홍조
12. 수족냉증
13. 복부냉증
14. 만성변비
15. 족열현상
16. 경기현상
17. 두통
18. 통풍
19. 류마티스
20. 아토피
21. 축농증
22. 고혈압
23. 당뇨병(1)
24. 당뇨병(2)
25. 인체의 버뮤다 트라이 앵글
26. 시력 교정
27. 유방암 예방법
28. 자궁암 예방법
29. 노인성 질환(1) (누변, 치질)
30. 노인성 질환(2) (전립선염 및 요실금)
31. 노인성 질환(3) (청각장애)
32. 노인성 질환(4) (골다공증)
33. 노인성 질환(5) (건성피부)
34. 노인성 질환(6) (치매)
35. 노인성 질환(7) (중풍)
36. 노인성 질환(8) (노화예방)
37. 탈모예방
38. 충치예방
39. 우울증
40. 무좀
41. 물과 건강
42. 정신 건강
43. 생명의 신비
44. 질병의 비밀
45. 운명과 난치병
46. 숙명과 불치병
47. 생명과 병질환
48. 인체의 우주블랙홀

Bone Clinic 세미나 장면 (미국인 초청)

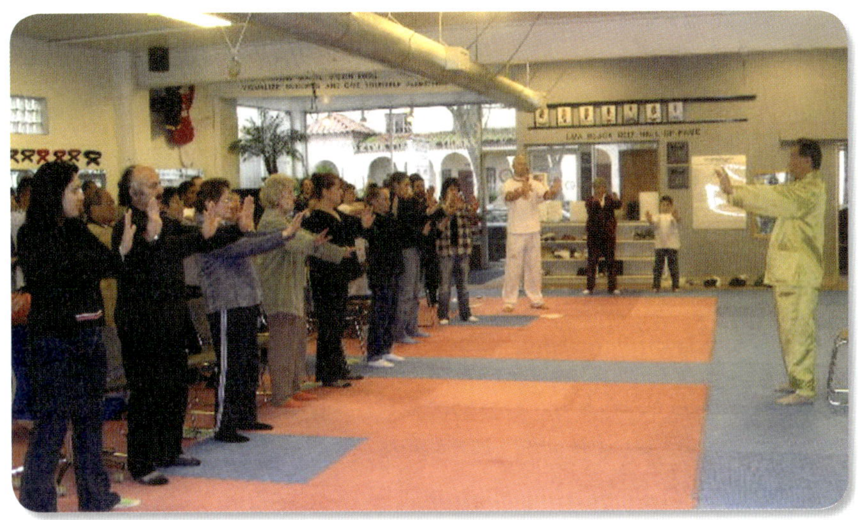

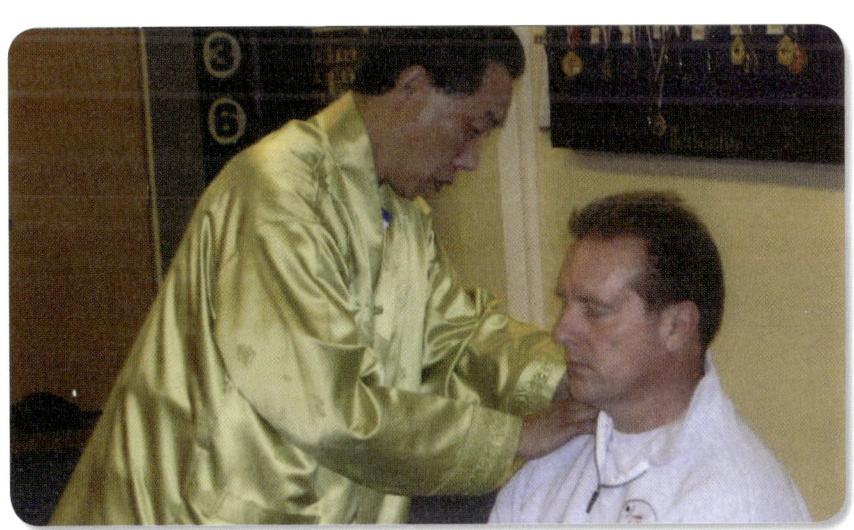

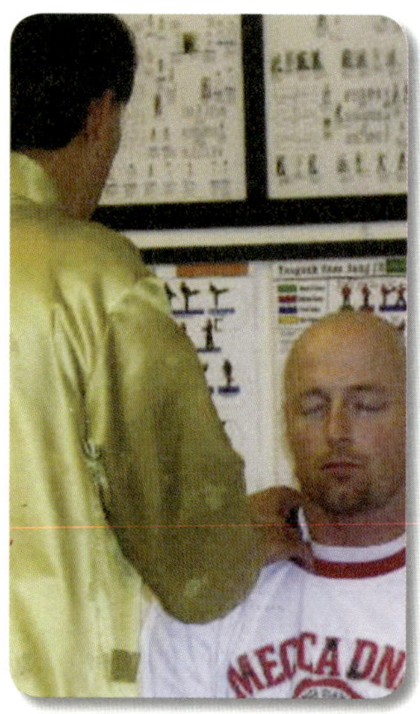 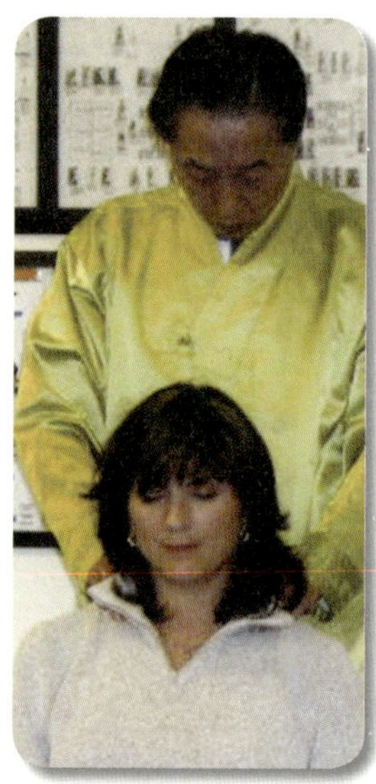 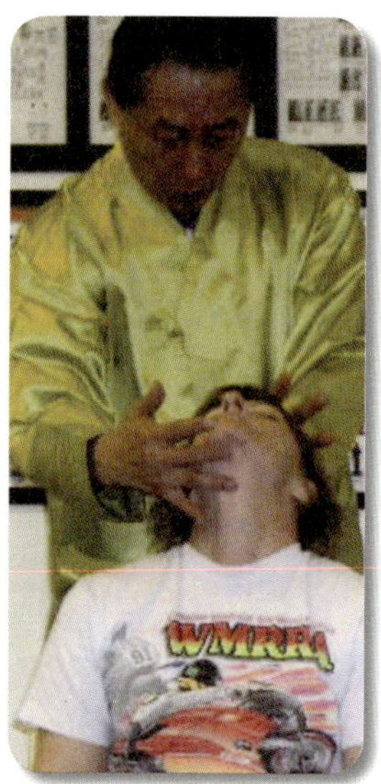

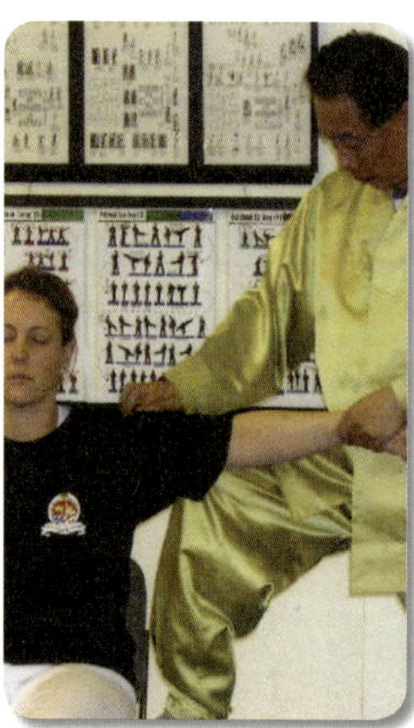 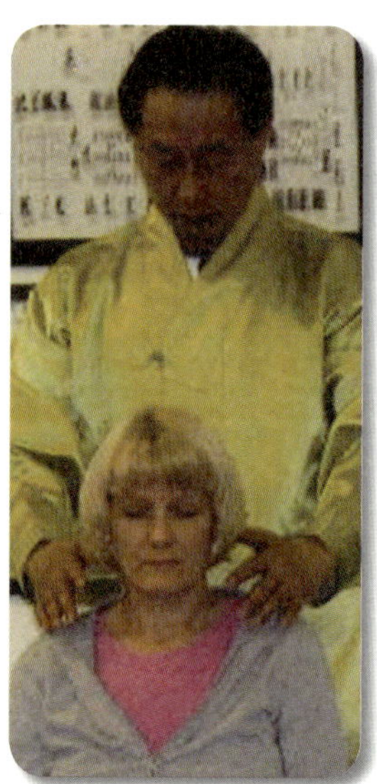 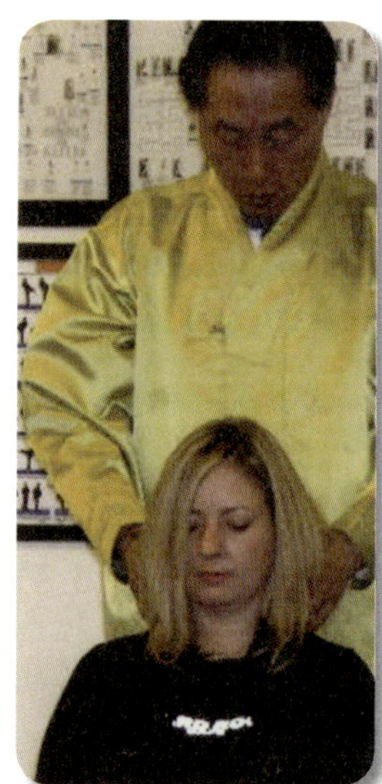

연무錬武 시범 장면

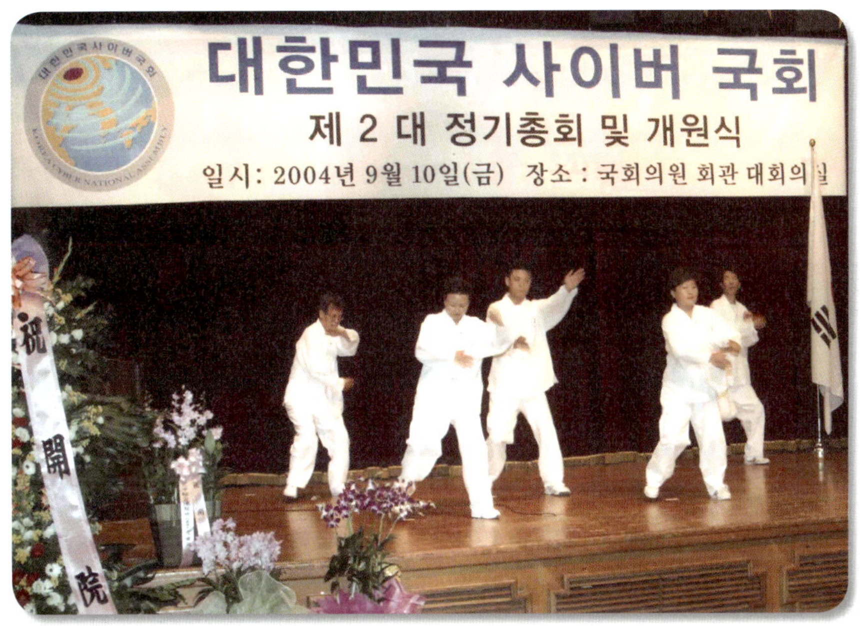

연무錬武의 특징

기존 무술은 인간의 의지력으로 의식적인 행동으로 실전에 임하면 당황한 나머지 배우고 익힌 실력이 제대로 발휘가 안 되는 점이 있습니다. 반면 연무는 무의지, 무의식적으로 마치 하품이나 재채기가 순간적으로 표출되는 것처럼 자연적으로 실력 발휘가 됩니다.

현대 무술 연무鍊武

무기는 지난 3천년 동안 눈부시게 개발되어 오늘날 최첨단 과학화 되었으므로 무술도 '스텔스' 전투기처럼 최첨단 과학적으로 개발되어야 한다.

과학무술의 특징	폭력 응징	폭력범 체포술
① 비행기의 공중전 ② 전차의 기갑전 ③ 폭격기의 융단폭격 ④ 속사 발칸포 ⑤ 다연장 로케트 * 누구든지 5분만 연습하면 실전에 사용할 수 있다.	(가) 학원폭력사태 왕따폭력 VS 요격응징 (나) 사회폭력사태 조직폭력 VS 전격응징 (다) 테러폭력사태 파괴폭력 VS 돌격응징	① T형 ② P형 ③ S형 ④ U형 ⑤ M형 ⑥ Q형 ⑦ R형 ⑧ G형 ⑨ W형 ⑩ Z형

다이어트 호신 무술

로켓 발사법

로켓이 발사되어 대기권을 통과한 후 1단계 2단계로 분리되는 과정에서 착안하여 발상하게 된 방법입니다.

양손을 배꼽 아래로 순간적으로 모아 머리 위까지 순식간에 올린 후 왼손부터 차례로 아래로 내려치는 손동작입니다.

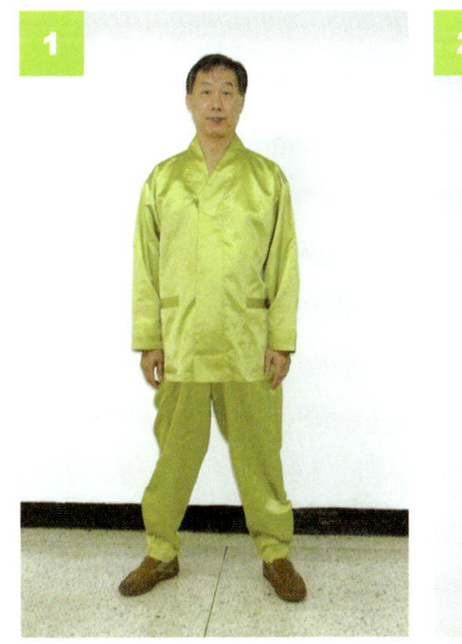
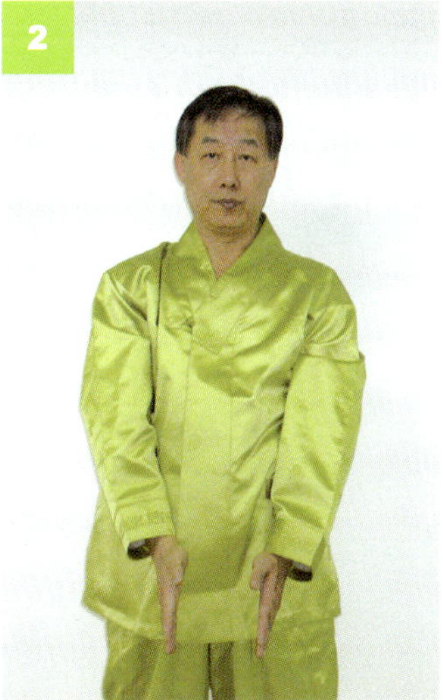
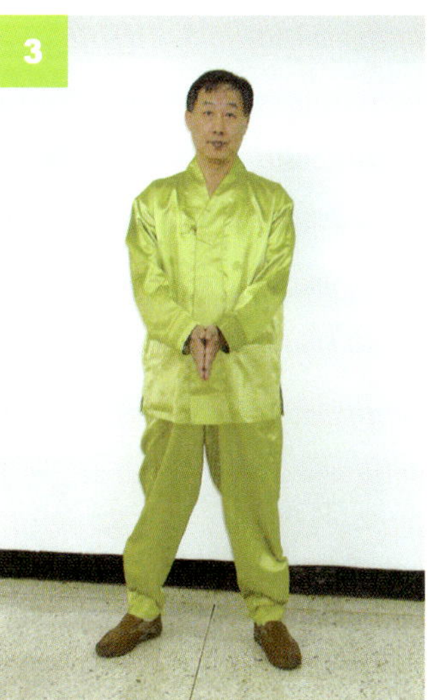

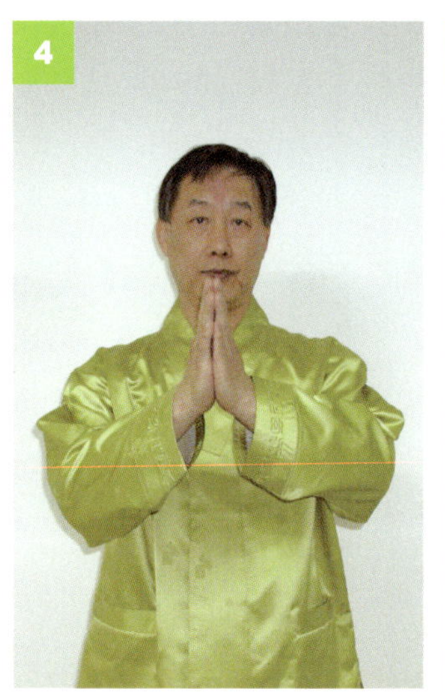

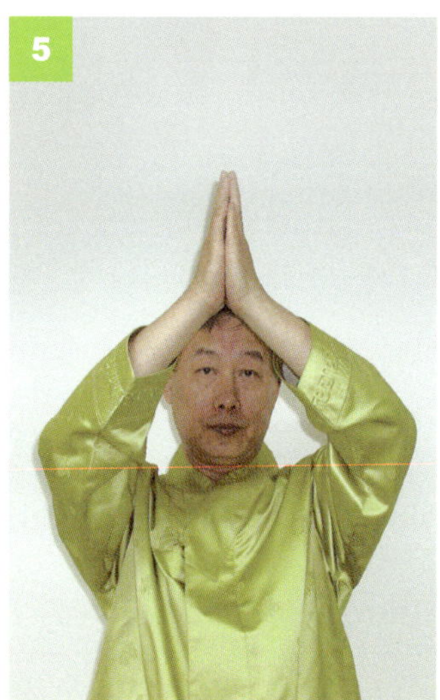

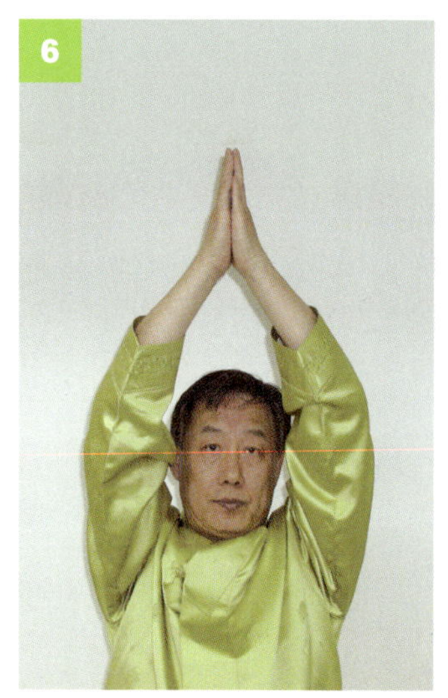

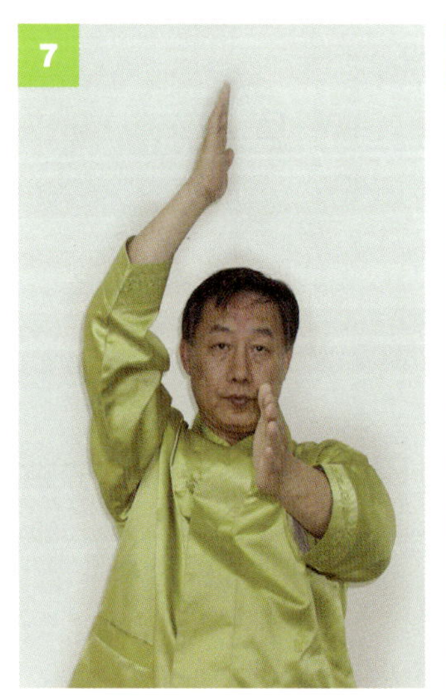

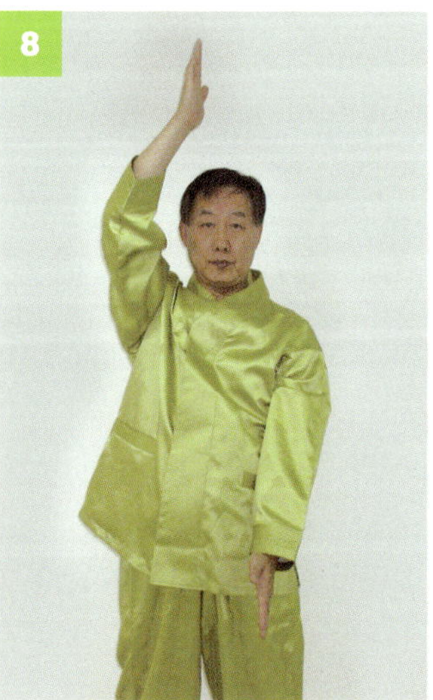

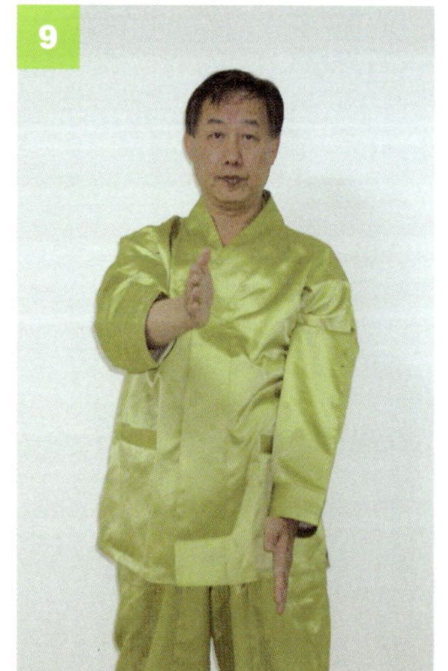

부메랑 Boomerang 회귀법

부메랑을 던지면 목표물을 타격하고 제자리로 돌아오는 원리에 착안하
여 발상하게 된 방법입니다.

손바닥을 세워 가슴을 지나 오른쪽 어깨까지 내밉니다.
굽힌 왼쪽 팔꿈치를 오른쪽 어깨까지 돌린 후 손을 폄과 동시에 팔꿈치
를 펴서 왼쪽으로 쭉 뻗은 후 다시 팔꿈치를 안쪽으로 원위치 하는 팔
동작 입니다.

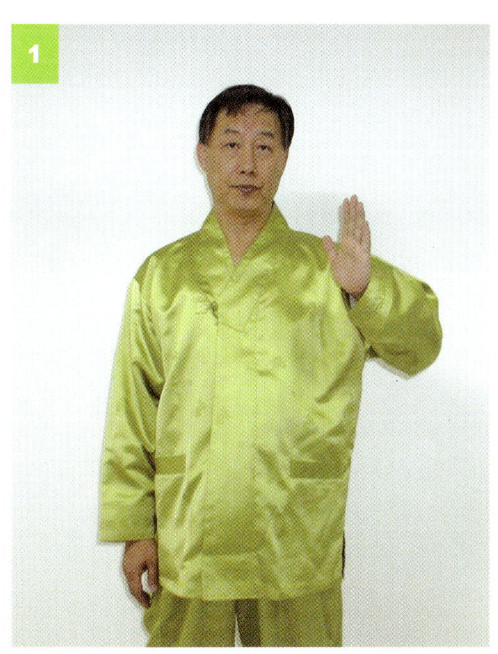

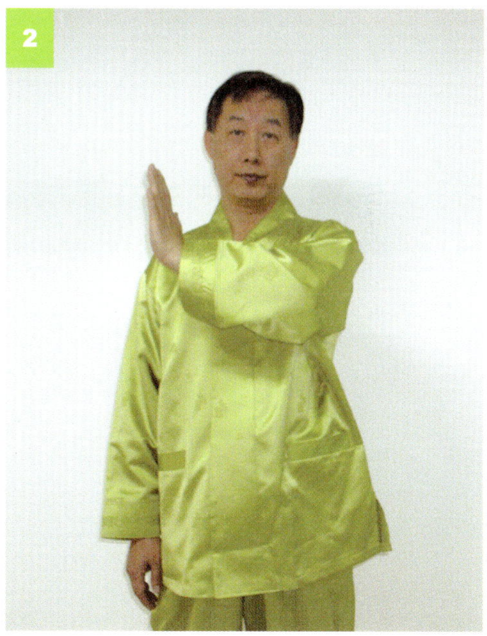

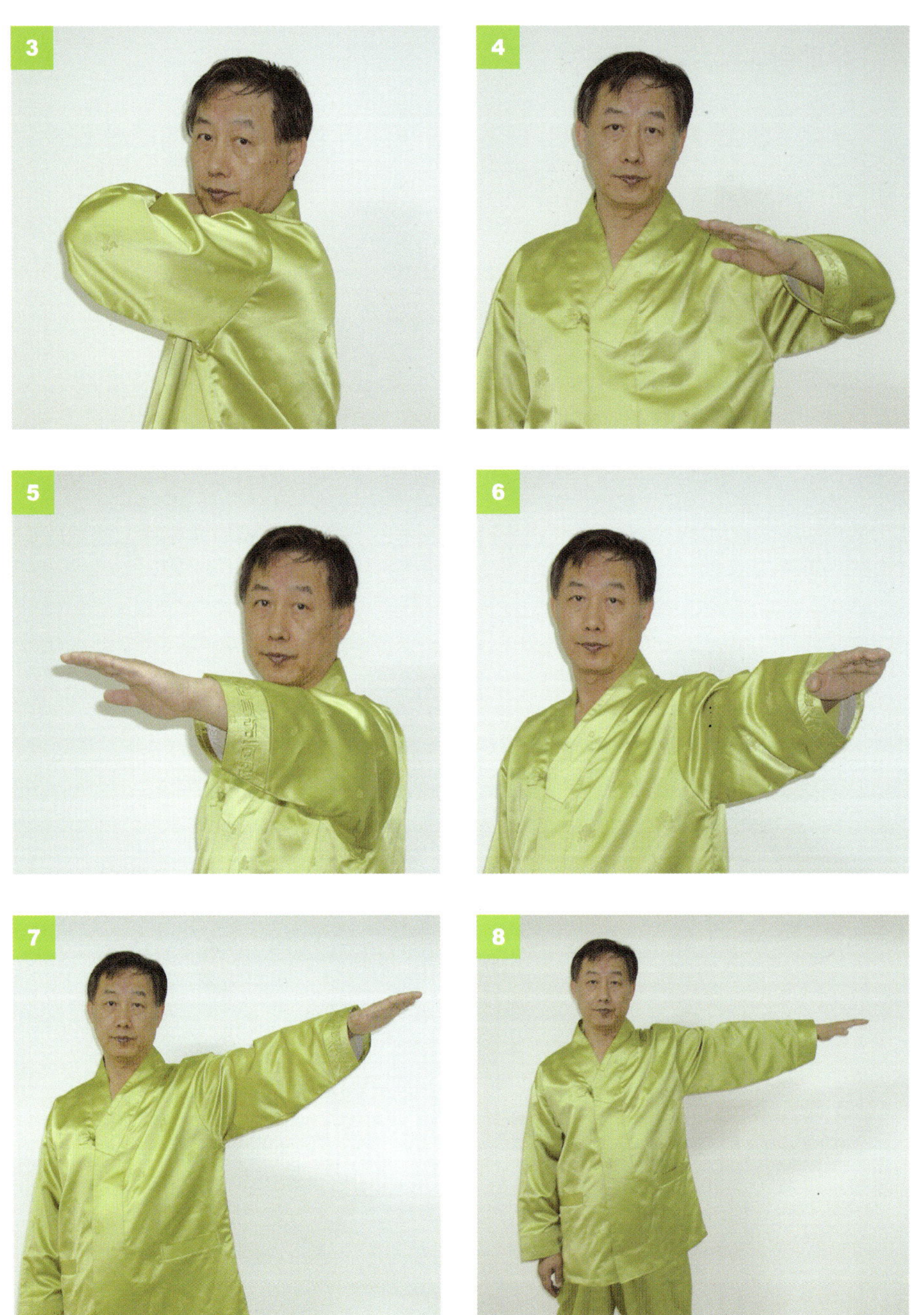

계단법

정신통일을 하지 않고 무심코 계단을 올라가는 원리에 착안하여 발상
하게 된 방법입니다.

왼손부터 차례로 계단을 올라가는 형상으로 왼손과 오른손을 번갈아가
면서 방어와 함께 공격하는 손동작입니다.

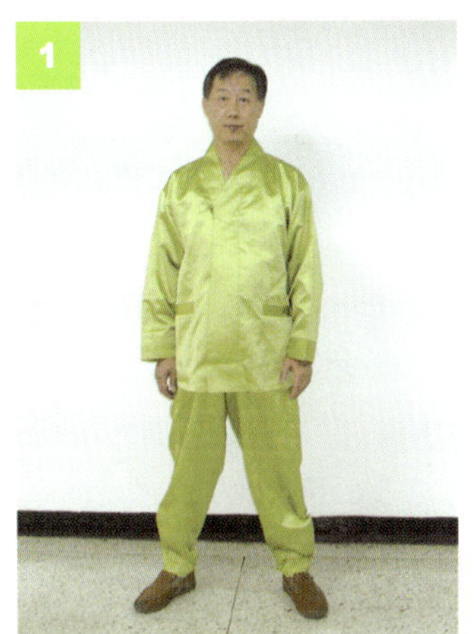
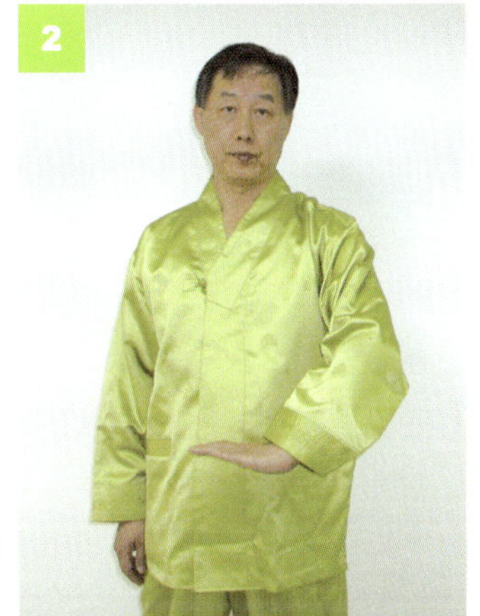
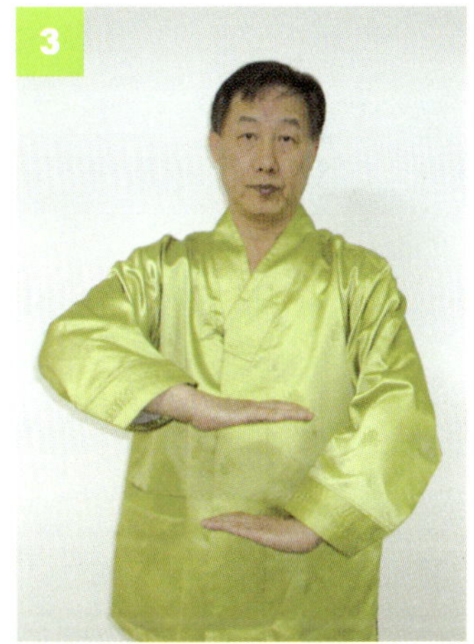

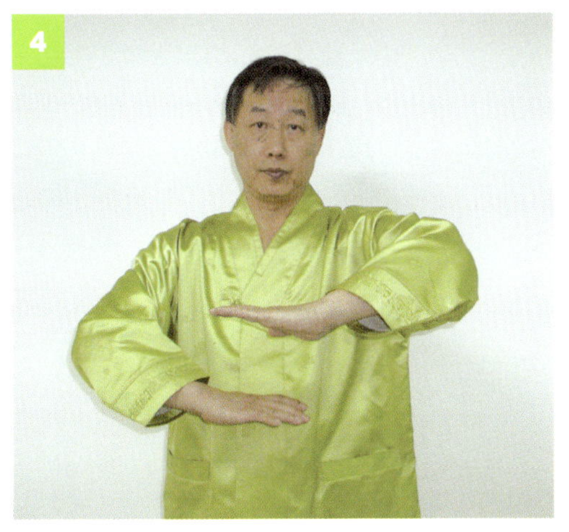
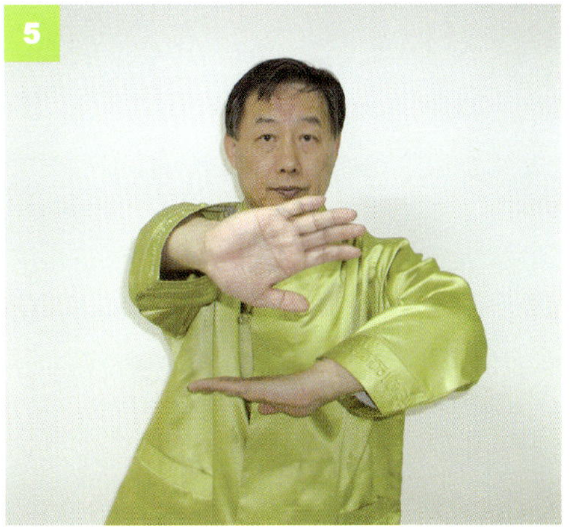

번개 벼락법

번개가 칠 때 독특하게 뻗어나가는 형상에 착안하여 발상하게 된 방법입니다.

왼쪽 팔꿈치를 오른쪽 어깨까지 끌어올렸다가 그림을 그리듯이 왼쪽 수평으로 긋고 나서 45°로 왼쪽 팔꿈치로 긋는 팔동작입니다.

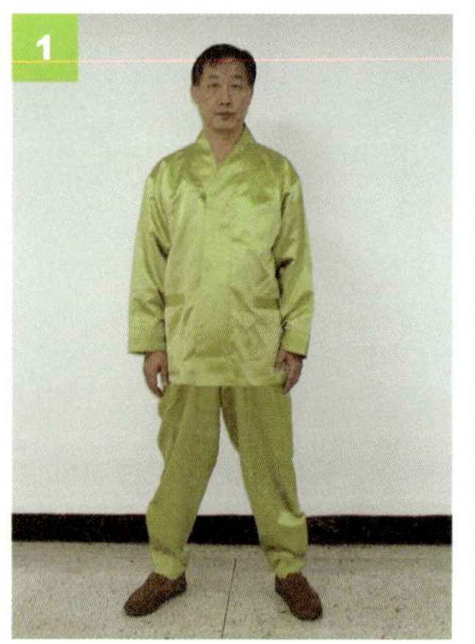
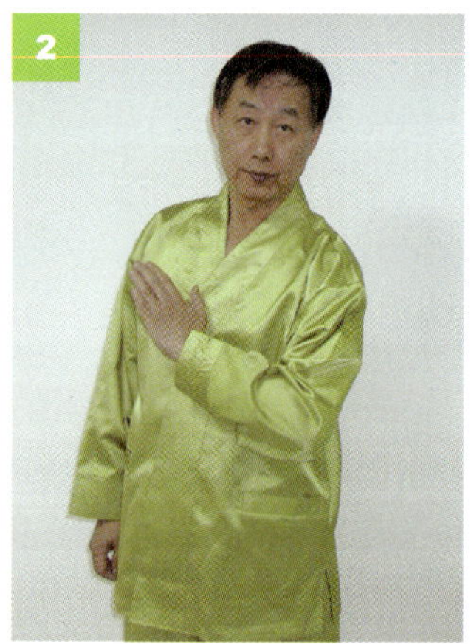
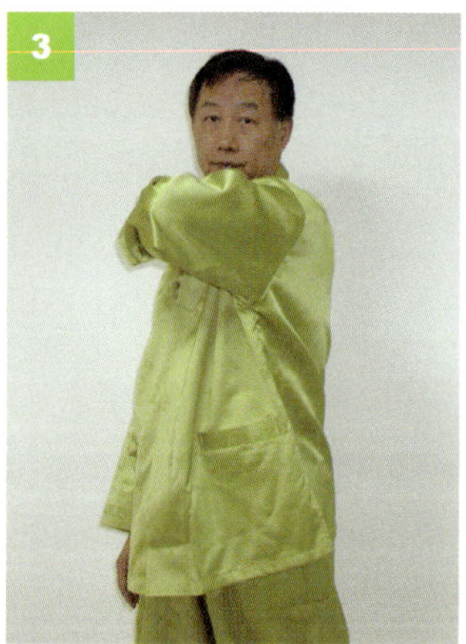
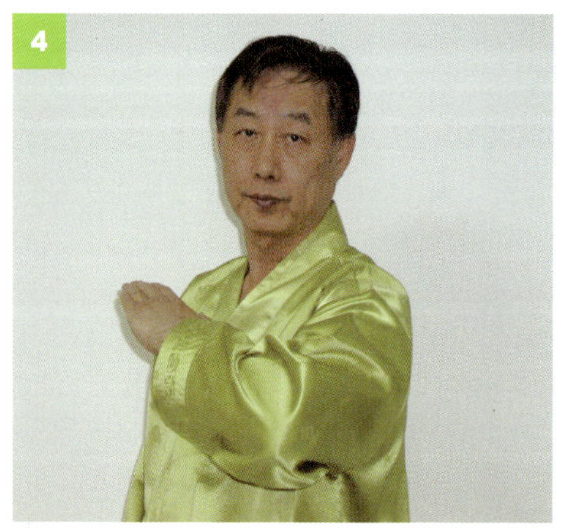
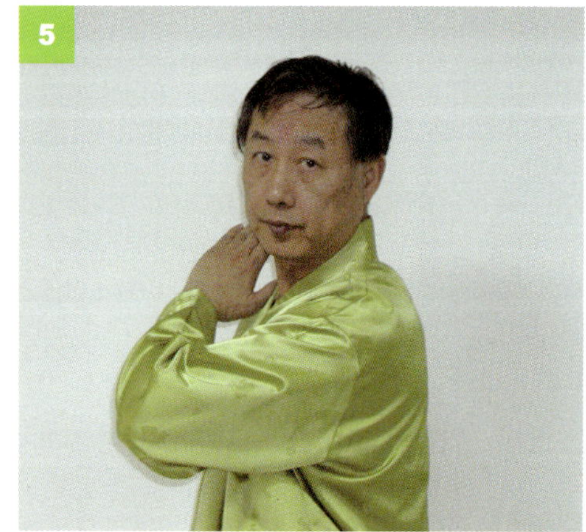

캐터필러법Caterpiller method : 무한궤도 방법

육중한 탱크가 평탄하지 않은 지면을 미끄러지듯이 쉽게 이동할 수 있
게 하는 캐터필러의 원리에 착안하여 발상하게 된 방법입니다.

왼발부터 옆으로 걷는 3회 연속 동작과 오른쪽 옆으로 걷는 3회 연속
동작을 반복하는 발 동작입니다.

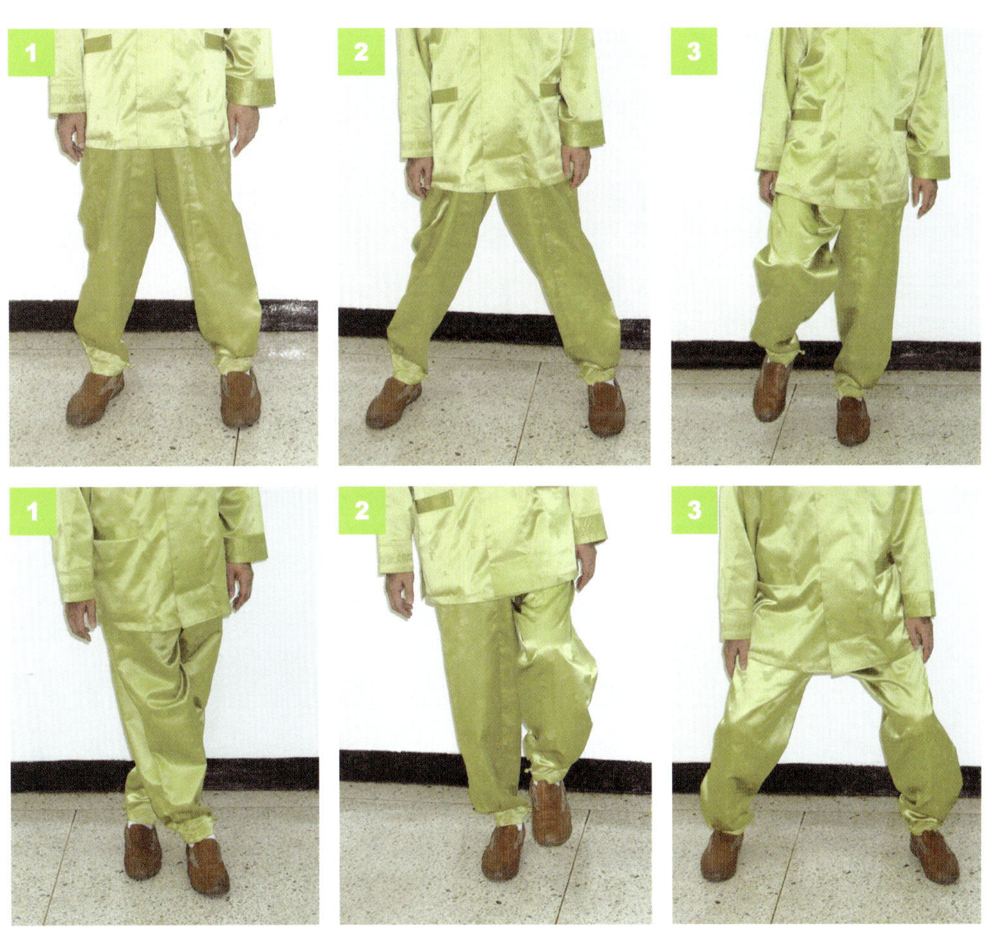

용수철법

용수철의 탄력으로 빠르고 쉽게 이동하는 원리에서 발상.(평화적인 방법으로서 상대방이 위협적인 인물로 판단되는 순간 즉시 안전거리를 확보하는 발 동작 입니다.)

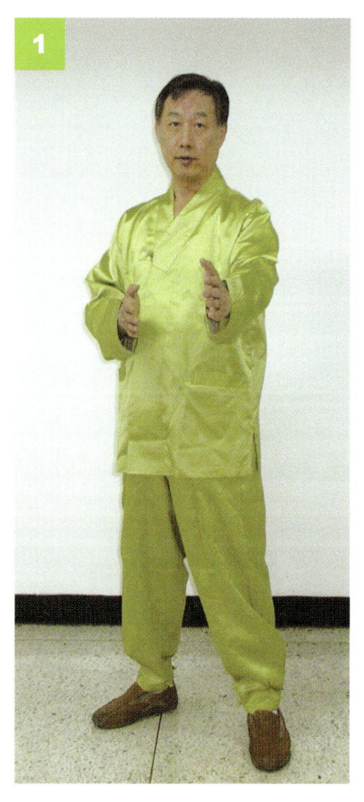
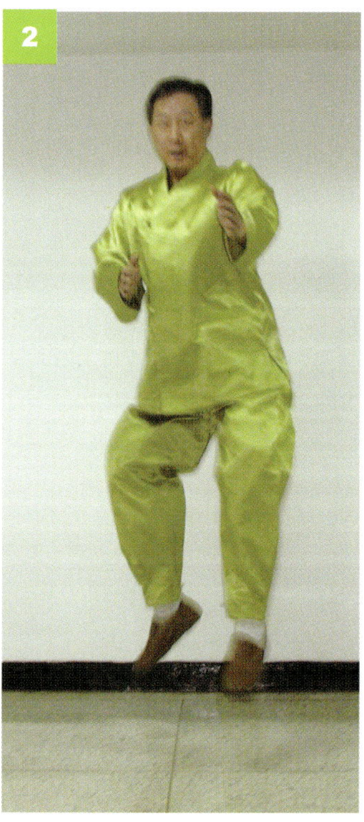
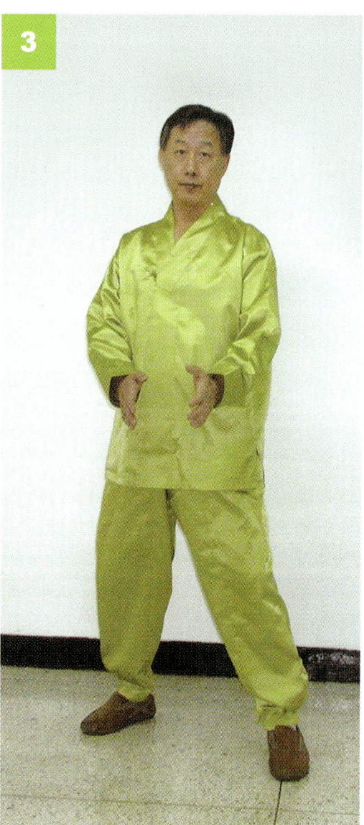

프로펠러법Propeller method

혼합기(mixer)의 프로펠러가 음식물을 분쇄하는 원리에 착안하여 발상
하게 된 방법입니다.

평화적으로 상대했음에도 불구하고 상대방이 달려들 경우 즉시 응징하
는 동작입니다.

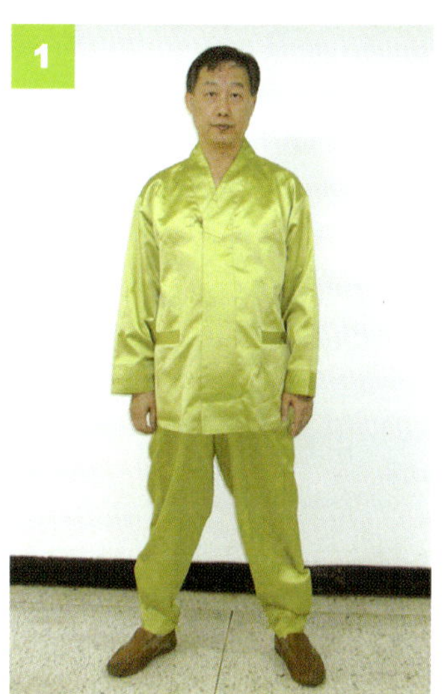
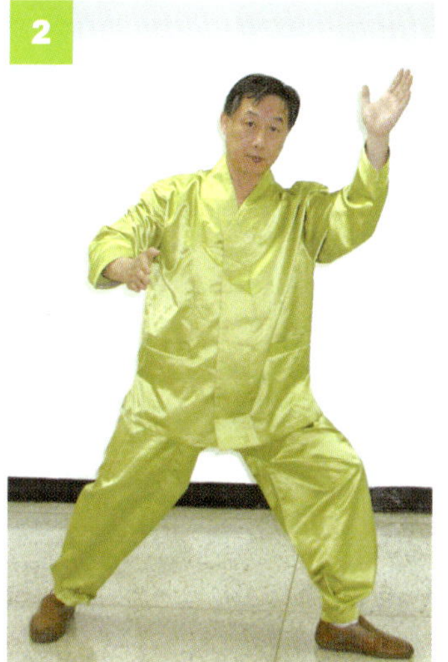
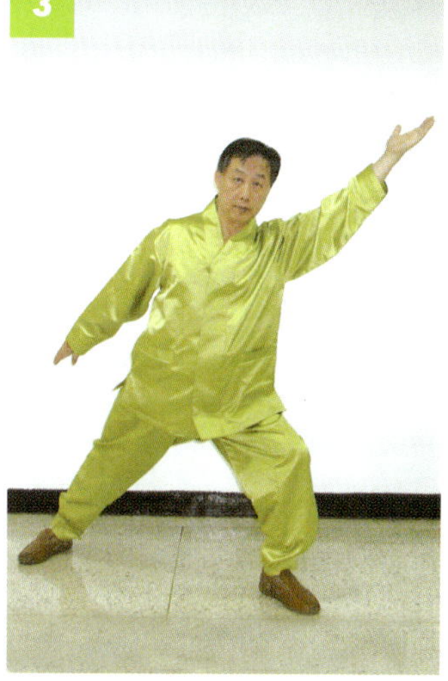

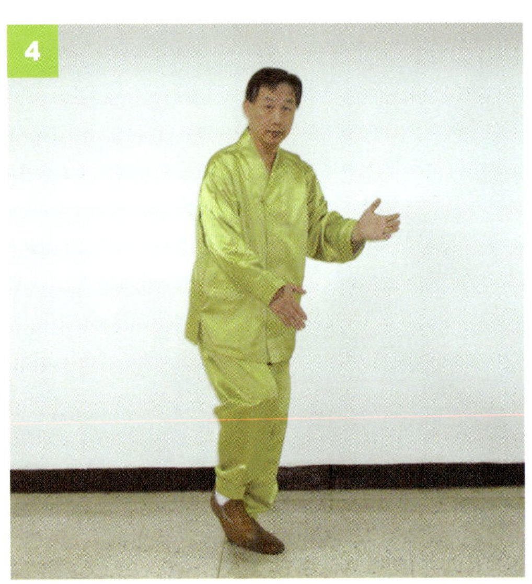

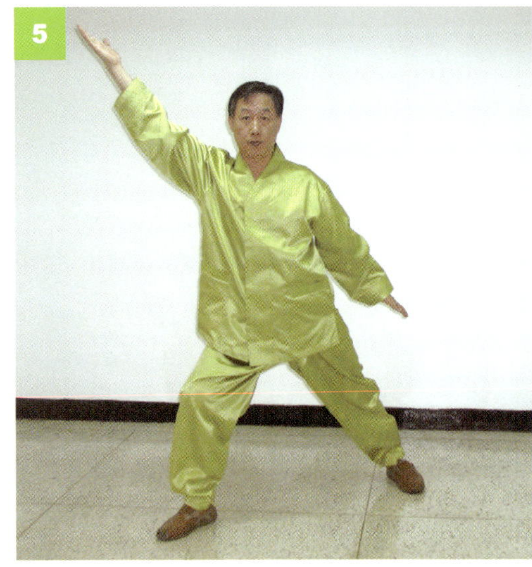

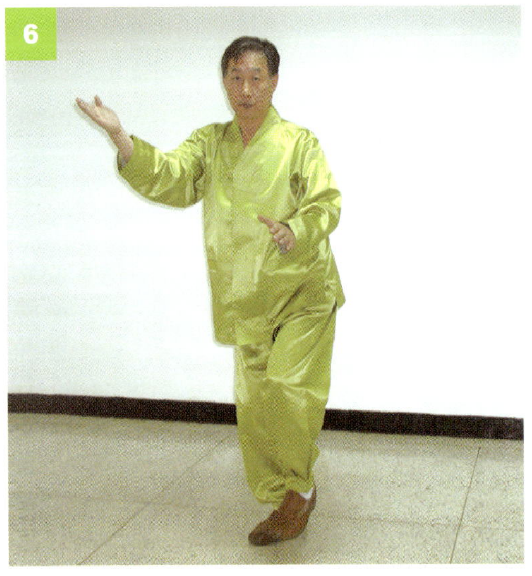

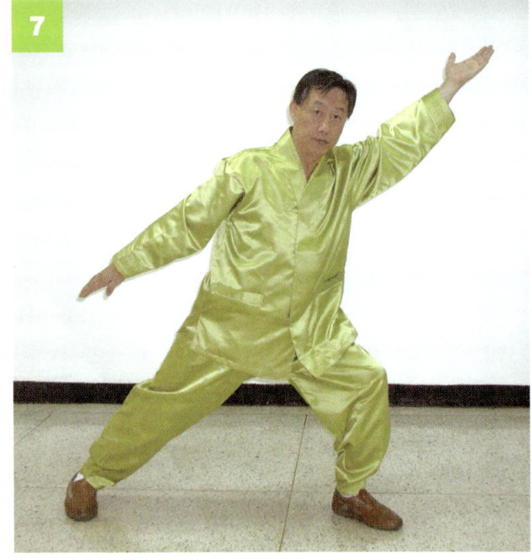

제2권 정신편精神編
Bone Reactivation의 주요 목차

- 정신과 뼈

- 생명은 순간이요, 죽음은 영원하다.

- 질병의 비밀 4가지(인류사회에 최초로 밝힌다.)

  ① 흑뇌(黑腦) ° 발견동기 ° 기능 ° 제거방법

  ② 흑각(黑角) ° 발견동기 ° 기능 ° 제거방법

  ③ 흑충(黑蟲) ° 발견동기 ° 기능 ° 제거방법

  ④ 흑연(黑淵) ° 발견동기 ° 기능 ° 제거방법

- 정신과 건강

- 정신과 질병

- Zen 과 나

- Zen Meditation의 수련방법

- Zen Qi-Kung 수련방법

- Zen Martial Arts 수련방법

S & G 인터넷 소개

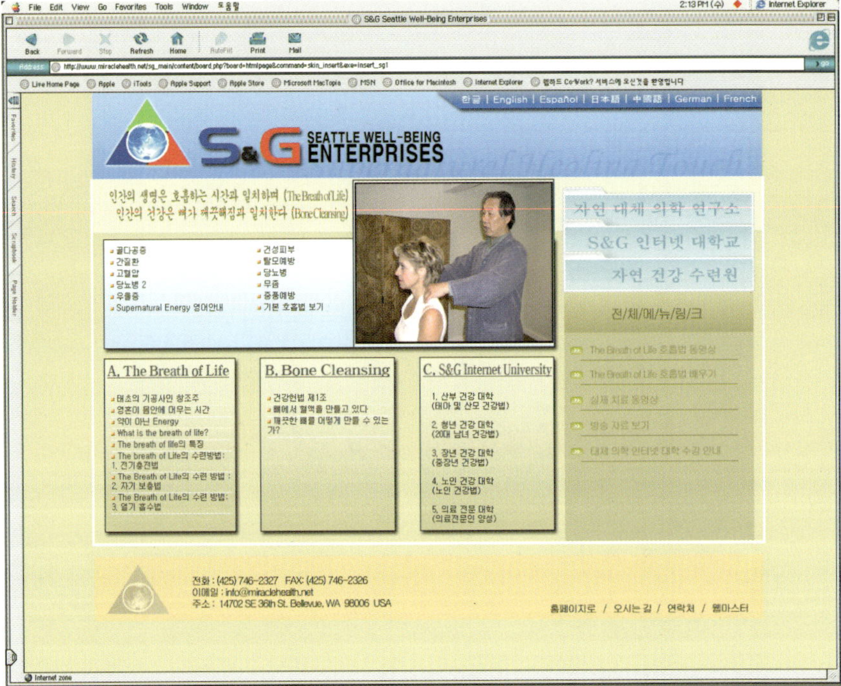

스트랩 기사모음

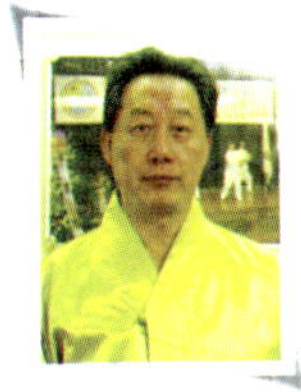

기(氣) 이야기
종합무술 '천기도(天氣道)' 총재
서성호
시애틀힐링 : 02-508-0779

기를 받읍시다!

사람의 건강은 기를 얼마나 풍부하게 받느냐에 달려 있습니다.

기는 자연에만 있기 때문에 많은 사람들이 건강법으로 훤하게 탁 트인 넓은 야외골프장을 찾는 것은 이 때문입니다.

넓은 강가에 가서 강물을 쳐다보기만 한다면 그저 눈으로 즐기면서 기분전환의 도움을 받게 되지만 정작 강물을 마시지 않아서 체내에 필요한 물을 공급하지 못하는 것처럼 야외골프장에 가서 골프치는 동작만 한다면 실내골프장에서 연습골프공을 치는 운동밖에 도움이 되지 않는 것입니다.

대자연에 무한정 존재하는 기를 섭취하는 노력을 하여야 합니다.

사람 체중의 3분의 2가 물의 무게입니다.

60kg의 체중을 기준으로 볼 때 40kg이 물의 무게이며 그중 10%인 4kg의 血液(혈액)과 90%인 36kg의 樹液(수액)으로 나뉘어 집니다.

4kg의 혈액은 심장에서 박동력에 의하여 혈압을 만들어 체내에 뻗쳐있는 혈관에 혈액을 공급합니다.

이 혈액은 혈관 속에만 흐르는 것으로 혈관이 파열되지 않는 한 혈관 밖으로 나오지 않습니다.

산소와 영양분을 함유한 혈액이 혈관 속에만 있는데 혈관 밖에 있는 체중59kg(혈관의 무게 1kg을 뺀 나머지)의 몸 세포들은 어떻게 혈액 속에 포함된 산소와 영양분을 공급받을 수 있을까요?

식물이 삼투압 작용으로 물과 비료를 흡수하는 것과 같이 植物性樹液(식물성수액)은 바로 삼투압원리로서 모세혈관 속에 있는 혈액의 산소와 영양분을 흡수하여 체내 50조~60조의 세포에 낱낱이 공급하는 것입니다.

그래서 사람이 건강하려면 植物性삼투압기능이 왕성하여야 하며 이 기능향상은 植物性호흡에 의하여 그 효과를 기대할 수가 있습니다.

植物性呼吸(식물성호흡)은 모두 78가지가 있는데 제일 첫 번째 파초나무 호흡법을 소개 합니다. 평소에 집에서 매일 5분에서 30분 수련하고 골프장에 나와서 식물호흡을 해보면 그 진가를 알 수가 있습니다.

왜냐하면 몸에 필요한 기가 충분히 비축되어 있기 때문에 심한 운동에도 몸이 쉽게 피곤하지 않으며 유연한 몸은 갖가지 격렬한 동작을 창출할 수가 있어 멋진 기교를 자신도 모르게 구사하여 좋은 성적 향상을 가져오게 합니다.

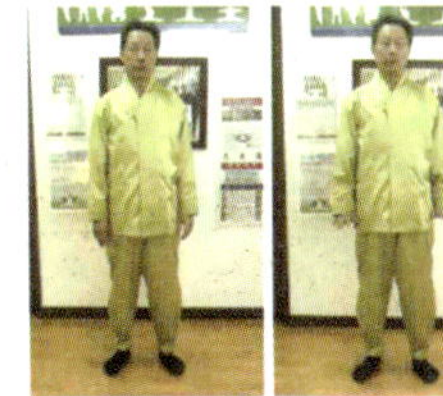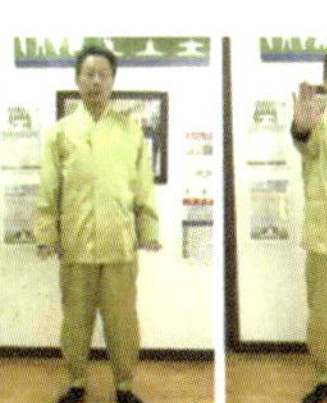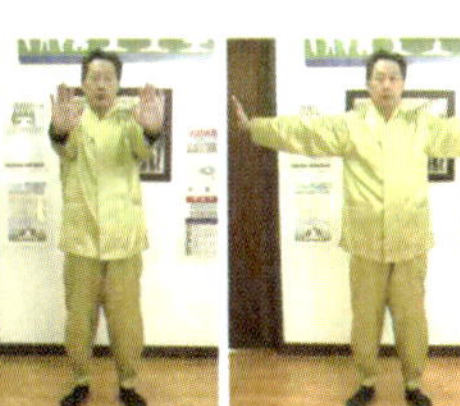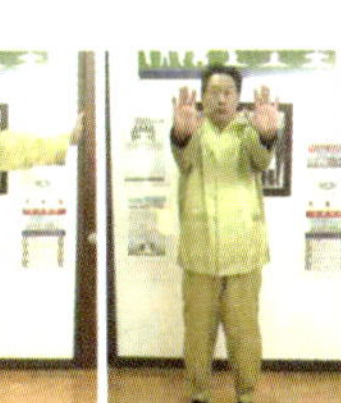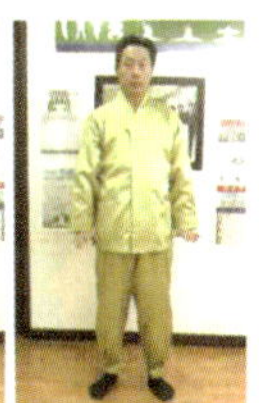

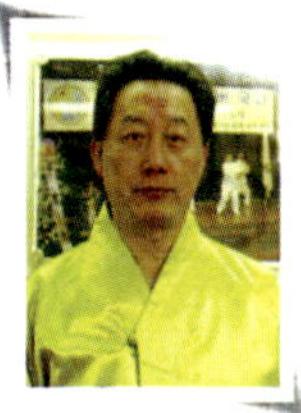

기(氣) 이야기
종합무술 '천기도(天氣道)' 총재
서성호
시애틀벨병 : 02-508-0779

흑뇌(黑腦)를 잡아라!

인간이 지구에서 삶을 시작하여 오늘에 이르기까지 인간은 질병을 정복하기 위해 온 힘을 기울여 왔다. 근대 과학 문명이 태동할 당시 의학도 역시 발전되고 근대화되어 현재 인간이 노력한 어떤 목표보다도 질병치료연구에 최대의 인원과 장비 그리고 자금을 투자하여 소모하면서 심혈을 기울여 왔다. 그러나 의학의 치유효과는 인류의 기대에 못 미치고 있는 것이 오늘의 현실이다. 손자병법에 나오는 '지피지기 백전백승(知彼知己, 百戰百勝)' 란 말은 질병에도 그대로 적용된다. 질병의 정체를 알지 못하면 증상만 가지고 질병을 제대로 고칠 수 없는 것이다.

질병은 뇌의 명령을 따르지 않고 독자적으로 생존하여 다른 합병증을 유발, 인간의 수명까지 단축시키기도 한다. 이에 우리는 질병을 통솔하고 관리 감독하는 또 다른 지능을 가진 질병의 뇌가 존재할 수도 있다는 가정을 해 볼 수 있다. 기존 상식으로 보면 정상적인 신체의 뇌는 백색으로 체내 50~60조 개의 각 세포에 산소와 영양분을 공급하면서 생명활동을 지휘 통솔하면서 관리 감독을 하고 있다. 그러면 '질병의 뇌는 어디에 있을까?' 란 의문이 생기게 된다.

그것은 바로 두뇌에서 가장 가까운 거리에 있으며 신체회로의 요충지에 위치 할 것이다. 그 지점은 경추와 견골 사이의 교차지점에 콩알만 한 크기로 존재하며 이를 흑뇌(黑腦:Black Brain)라 한다.

흑뇌는 두개골이 성장하듯이 목뒤 부분이 거북 잔등처럼 솟아오르는데 나무 가지치기 하는 것처럼 식물성으로 혹은 뱀이 똬리를 트는 것처럼 동물성으로 전신에 뻗어나가는 지능을 가지고 있다. 이 흑뇌의 성장 발육을 저지 하려면 점혈법을 이용 제거 하며 질병의 근원지 흑뇌를 파괴해야 한다.

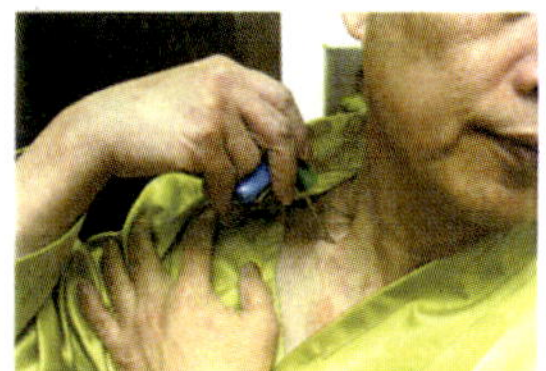

문의 서울본원 02-508-0779/대구지원 053-656-2717

※ 흑뇌 치유법
매일 30분씩 3~6개월 정도 치유하며 도구는 끝이 둥근 사인펜 뚜껑 부분을 사용한다. 효과는 오십견, 만성 불면증, 편두통, 견비통, 안압 충혈증상 및 각종 만성성인병 치유에 탁월하다. 또한 12개월을 꾸준히 노력하면 신체에 잠복하고 있는 각종질병이 고사하여 놀라운 건강회복을 이룩한다.

*2005년 4월4일 중국 태산시 소재 태산 의과대학교에서 대체의학 심포지엄에서 흑뇌 치유 강의
(태산 의과 대학교는 학교부지 60만평 학생수 1만 4천 명 정도)

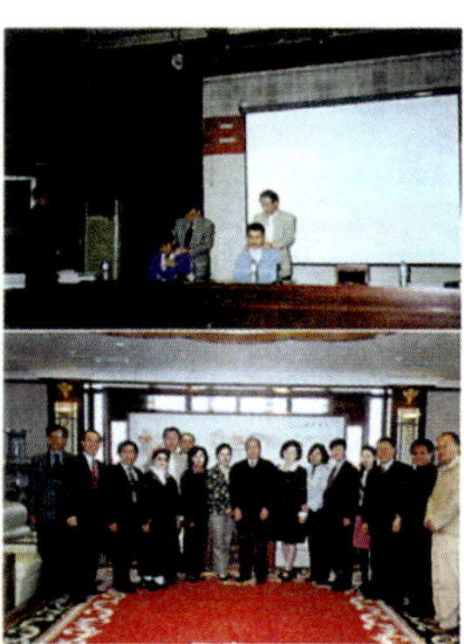

기(氣) 이야기

종합무술 '천기도(天氣道)' 총재
서성호
시애틀웰빙 : 02-508-0779

사라진 전설 '무술점혈' 이 돌아왔다

사람이 치명적인 중상을 입었을 때 무술인이 갑자기 나타나 치료를 해주는 중국무협영화 장면을 많이 보았을 것이다. 이 '불가사의' 한 치유비법이 바로 '무술점혈' 로 이를 오늘날에 재현시킨 분이 바로 종합무술 天氣道 서성호 총재. 서총재가 '무술점혈' 에 관심을 가지게 된 데는 남다른 사연이 있다.

"평생 싸움은 한 번도 해 본적이 없고 남한테 맞아본 적이 없는 수많은 사람들이 몰매를 맞았을 때 발생하는 심한 통증에 시달리고 있는 것을 보았습니다. 이는 사람 몸안에서도 구타 행위와 유사한 작용이 발생하고 있음이 틀림없다는 확신으로 연구를 하기 시작을 했습니다"

연구를 통해서 알게 된 무서운 결과는 바로 사람 몸안에 활기가 흐르는 활맥과 살기가 흐르는 살맥이 있다는 것.

"심한 통증이 발생하는 원인은 몸안에서 발생한 독이 살맥에 침투하여 급소를 공격함으로써 유발되는 것입니다. 따라서 무술인이 적과 싸움을 하듯이 무술점혈을 이용해 살맥에 침투되어 있는 독과 몸안에 축척이 되어있는 독을 분해시켜 기적의 통증 치유 효과를 도출하는 무공 건강법을 완성 시켰습니다. 백번 듣는 것보다 한번 보는 것이, 백번 보는 것보다 한번 행하는 것이 좋다고 합니다. 여러분들에게 무료 체험의 기회를 들이고자 합니다"

'무술점혈' 의 제일 중요한 비술은 기사 회생술이다.

방금 숨이 끊어진 경우, 전체적인 목숨이 완전히 끊어진 것이 아니어서 발생된 이상한 현상을 삽시간에 포착하여 혈도를 풀어 기사회생시키는 비술로 서총재가 여러 번 주요 치유사례를 남겨 놓았다. (별첨 1 참조)

식물호흡만이 생명창조를 할 수 있다.

다음은 마비재활법이다. 마비는 뇌에서 신체부위에 명령전달 기능 이상에서 발생한 것으로 마비된 후두 및 신경전달 체계를 재활 시키는 비법입니다.

마지막으로 상처 치유도이다. 신체내부에 상처가 생겼을 때 활기찬 건강인은 빨리 회복되나 병약, 노쇠환자는 오랫동안 회복이 되지 않기 때문에 무공의 활기를 충분히 주입시켜 신속히 치유하게 하는 비도 입니다.

사람이 동물적인 행동을 하지 못하고 침상에만 누워 있을 때 식물인간이라고 합니다. 이때 목숨이 끊어지지 않는 것은 바로 인체가 식물성 기능에 의한 생명유지가 되기 때문입니다. 따라서 식물호흡은 생명을 창조하고 동물호흡은 생명을 소모합니다. 우리 모두는 식물호흡을 하여야만 생명창조를 할 수 있습니다.

문의 서울본권 02-508-0779/대구지원 053-656-2717

▪ 별첨 1

1. 고여사 (미국 시애틀 쿄엠 TV 사장 부인, 52세) **오른팔 소아마비 치유로 운전을 가능하게 함.**

2. 손동학 (미국 시애틀 수산업, 52세) **척추디스크 수술 재발 치유를 하여 지팡이 없이 보행을 하게 함.**

3. 김여사 (미국 시애틀 의료기정 근무) **빙의를 치료하여 완전히 건강한 생활을 하고 있음.**

4. 이승용 (미국 타코마 의류업, 58세) **좌골 신경통으로 보행장애가 있다가 완전 치유 현재는 자유 보행.**

5. 박남표 (미국 시애틀 육사 2기 예비역 장성, 80세) **보행장애가 있었으나 지금은 자유스러운 보행.**

6. 강영숙 (대구식당업) **빙의를 완전히 치료했다.**

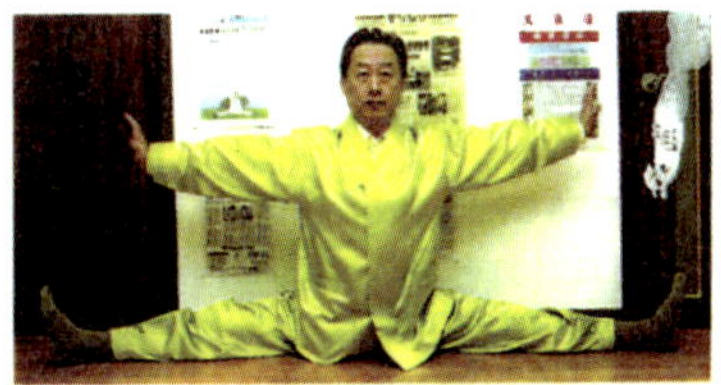

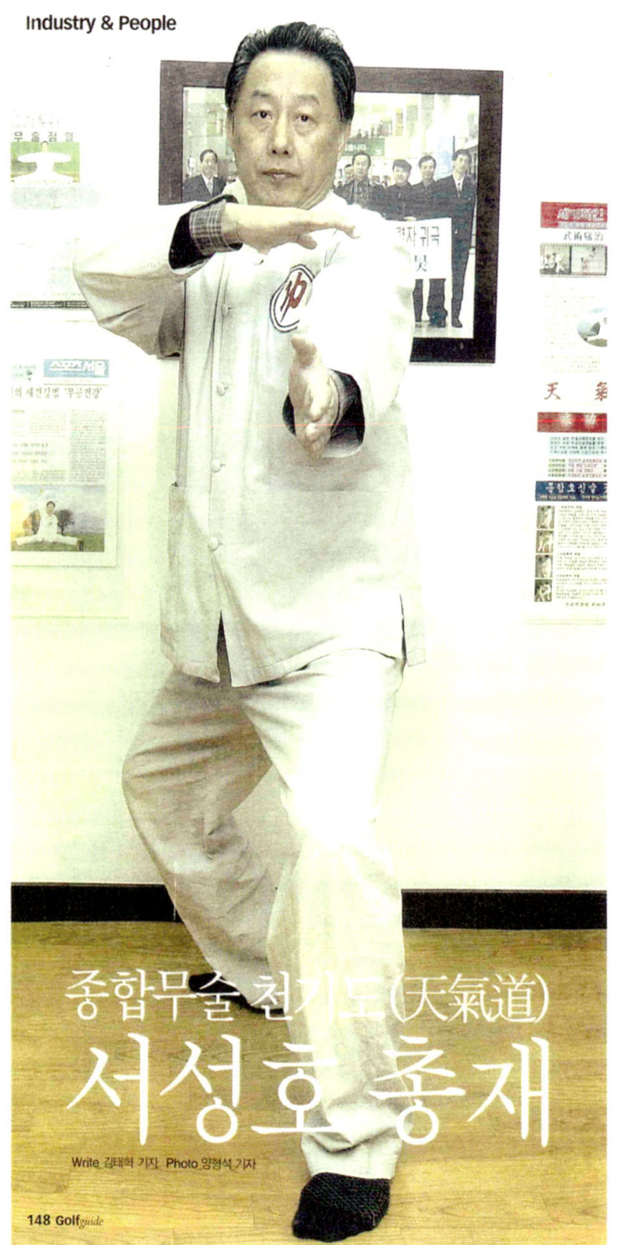

'초능력 건강수련교실' 이 잔잔한 화제

종합무술 天氣道 서성호 총재가 강의하고 있는 '초능력 건강수련교실' 이 잔잔한 화제를 모으고 있다.

'대한민국 사이버국회 대체의학특별위원회' 위원장도 겸임을 하고 있는 서총재의 강의가 주목을 끄는 이유는 그동안 전혀 들어보지 못한 이론들을 쏟아내고 있기 때문이다.

이중 가장 주목을 끄는 강의 내용은 "인간은 만물의 영장으로 누구나 초능력을 다 가지고 있다"는 내용.

이에 대해 서총재는 "초능력을 발휘하기 위해 힘든 무술신체단련을 하는 것이 아니다. 편하며 쉬운 무공신경개발을 하면 인간 내면의 세계에 묻혀 있는 인체보호 본능 초능력이 발굴돼 인체기능을 극대화시킴으로서 획기적인 건강을 얻을 수 있다"고 한다.

효과에 대해서도 부연 설명을 했다.

"일단 젊고 탄력 있는 피부를 만들어 주고 무공 특유의 지압으로 퇴적 지방을 제거하며 배설 신경 개발로 혈기왕성한 정력이 생긴다. 위의 모든 현상 때문에 자연적으로 체질이 개선 돼 불로장생이나 상춘의 효과를 볼 수 있다"

서총재가 이처럼 초능력 건강에 심혈을 기울이는 것은 육순 이전의 죽음을 막기 위해서...

"육순 이전에 죽는 것은 돌연사라고 봐야 한다. 초능력 교육을 통해서 자기치유

초능력 건강수련교실

■강의 및 수련과정

회	강 의	수련 및 치유법
1회	초능력건강론 초능력수련원리	식물초흡기소동화작용원리를 이용한 뼈호흡법, 초능력치유(뼈점혈법)
2회	목숨과 생명의 광케이블	파초나무뼈호흡법, 초능력치유(목뼈점혈법)
3회	생명의 신비	야자나무뼈호흡법, 초능력치유(어깨뼈점혈법)
4회	질병의 비밀	소나무뼈호흡법, 초능력치유(후두부점혈법)
5회	노화의 사실	해바라기뼈호흡법, 초능력치유(손목뼈점혈법)
6회	죽음의 음모	능수버들뼈호흡법, 초능력치유(팔굽뼈점혈법)
7회	精神靈魂과 생명관계	옆뿌리뼈호흡법, 초능력치유(척추점혈법)
8회	생명이란 무엇인가?	앞뿌리뼈호흡법, 초능력치유(대퇴골점혈법)
9회	운명이란 무엇인가?	담장이뼈호흡법, 초능력치유(골반점혈법)
10회	숙명이란 무엇인가?	오동나무뼈호흡법, 초능력치유(차골점혈법)
11회	정신세계와 초능력	박달나무뼈호흡법, 초능력치유(발목뼈점혈법)
12회	심령세계와 초능력	느티나무뼈호흡법, 초능력치유(무릎뼈점혈법)

■교육과정

3개월 반 월-토요일(오후5시-10시)

-각반 정원 10명 내외 수련시간 '주1회2시간'

· 교육대상 : 누구나 다 참가 가능

· 교 육 비 : 3개월120만원(월40만원)

· 교육장소 : BIG DREAM & SUCCESS 교육장

　　　　　　 서울 중구 충무로2가 60-3 성창빌딩 217호

· 교육문의 : 02-774-3230/011-757-3092

　　　　　　 WWW.WHYNOTYOU.CO.KR

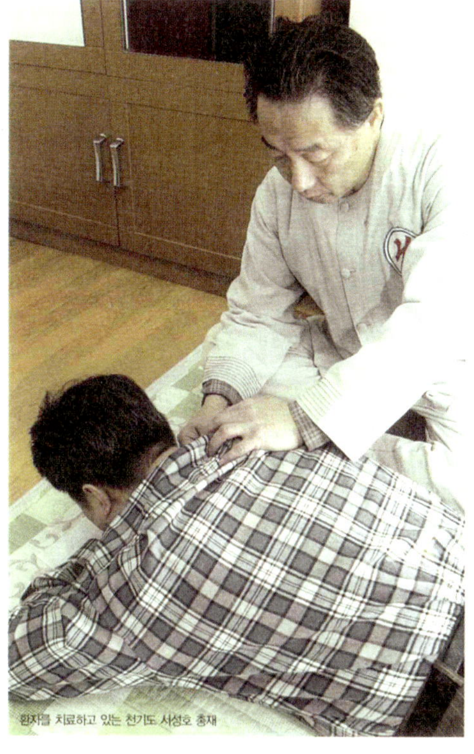

환자를 치료하고 있는 천기도 서성호 총재

와 타인치유의 능력을 개발해 가족이나 이웃 상호간에 병을 치유해 서로간의 애정과 신뢰를 구축하고 가족건강은 물론 '가화만사성'을 이루도록 도와 주는 것이 목표"라고 포부를 밝혔다.

무술 35단 미국에서 더 잘 알려진 유명 인사

무술 총 단수가 35단인 서 총재는 한국보다는 미국에서 이미 더 잘 알려진 유명 인사.

지난 84년 뜻한 바가 있어 미국에 들어간 서총장은 현지에서 수많은 난치병환자를 치유해 저명인사가 되었으며 치료하는 방법을 시애틀의 코엠TV에서 제작해 방영을 하기도 했다.

"질병은 뼈 속에 존재하므로 기존 검사방법으로는 질병의 존재여부를 규명할 수가 없다. 질병의 활동으로 근육세포 및 조직에 나타난 통증, 염증, 마비, 근육돌기(호)증상을 질병 그 자체로 결론을 내리고 있는데 이는 잘못된 판단이다. 질병과 증상을 분리할 수 있는 능력을 가졌을 때 올바른 질병의 치유가 가능하다"는 것.

뼈호흡의 중요성에 대해서도 거론했다.

"갓 태어난 아이는 무의식 상태에서 뼈호흡을 하여 '불가사리' 한 성장발육을 하는데, 이 무의식적 뼈호흡을 성인이 하면 노화가 방지되고 질병을 예방하며 무병 '불로장생'을 할 수 있게 된다."

새로운 천년이 시작되는 2000년 기왕이면 조국에서 국민의 건강증진에 획기적인 전기를 마련하겠다는 뜻으로 귀국해 현재는 서울과 대구에서 천기도 보급과 강연에 힘을 쏟고 있다.

"천기도는 기공(氣功), 무공(武功), 신공(神功)의 세 가지의 공으로 이 중에서 기공과 무공은 누구나 할 수 있으나 신공은 50년 이상 수련을 해야 한다. 신공의 경지에 이르면 환자들의 몸속에 쌓인 부분을 지압하듯 누르면서 기침을 몸속으로 분사시켜 특수한 질병까지 치유를 할 수 있고 시술시간은 10분에서 길게는 50분 정도 걸린다. ☞

문의 서울본원 02-508-0779 / 대구지원 053-656-2717

상식밖 식물호흡법 · 치유법 일반인도 쉽게 배우도록 30여 년 세월 걸려 완성

남녀노소 배우기 쉬운 植物呼吸法은 충만한 천류전기로 무병 · 불로장생 여는 새 패러다임 이제는 10대부터 생로병사에 관심갖고 대처할 때...

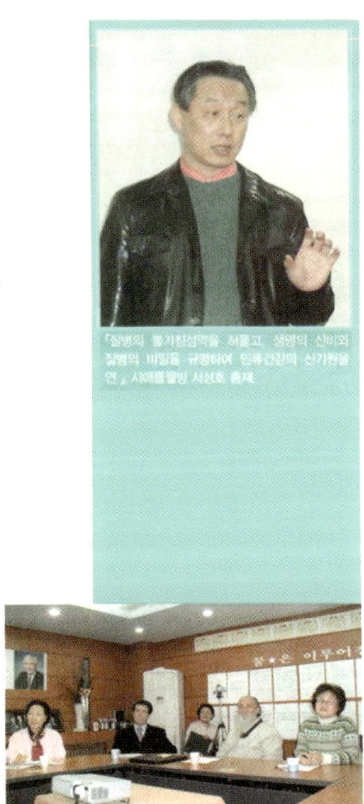

「질병의 불가침성역을 허물고, 생명의 신비와 질병의 비밀을 규명하여 인류건강의 신기원을 연」 시애틀웰빙 서성호 총재

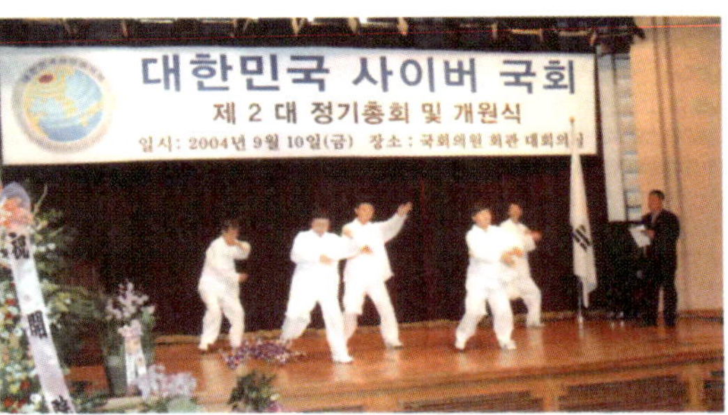

미국에 자리잡은 시애틀은 연중 비가 자주 내리는 도시로서 대부분 신경통으로 고통받고 있는 사람이 많은 도시이기도 하다. 근육통증을 완화시키는 수준인 일반 지압과 마사지만으론 시애틀 시민들의 통증을 해소시켜주지 못해, 심한 통증까지 근본적으로 해결하는 방법이 필요하게 됐던 것.

"통증이 심하고, 오랫동안 계속되는 경우는 근원적으로 뼈 속에 독이 축적되어 있기 때문이므로 뼈 속에 있는 독을 해소하여 통증을 사라지게 하여 뼈의 기능을 재활 할 수 있다"는 시애틀 웰빙(www.whynotyou.co.kr/시애틀 웰빙 02-508-0779/011-757-3092) 서성호 총재는 "이 방법은 지금부터 약 3천년 전에 중국에서 신화 속으로 사라져 버렸던 불가사의 기사회생 무술점혈법으로 21세기 미국 시애틀에서 재현되었고, 인간상식으로는 상상할 수도 없는 신체마비와 장애까지도 치유할 수 있는 기적의 天術임"을 밝혔다.

"기존의 호흡법이 인체기능 향상을 도모하는 정도의 한계를 가지고 있으나, 시애틀 호흡법은 인체생명력 자체를 만드는 식물호흡법이란 것'이 徐총재의 설명이다.

"4세에 죽음을 체험했고, 심장이 멎을 때에 느끼는 고통과 혼비백산하는 공포와 소멸과 파멸의 위기를 전신세포까지 찢어지는 혹한 통증을 겪으면서 시간의 흐름을 느낄 틈도 없이 오십년 세월을 단 5분처럼 보냄으로써 생로병사의 정해진 한계를 뚫었습니다."

'최근들어 10대가 컴퓨터게임 중에 돌연사 하는 경우도 있고, 20대에 벌써 고혈압 · 당뇨병과 갑자기 사망하는 경우가 흔해, 이제부터는 10대부터 생로병사에 대한 관심을 갖고 대처해야만

242

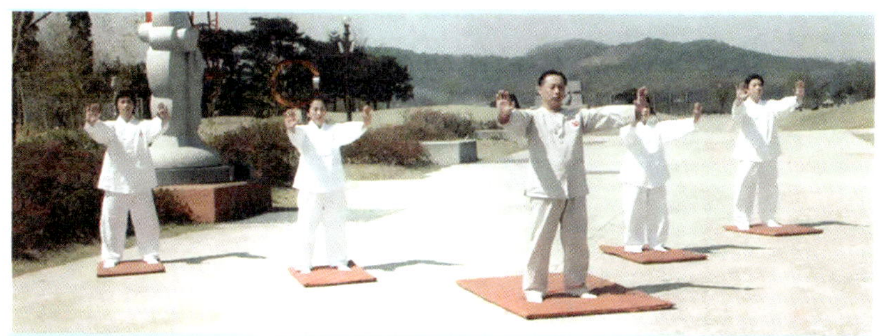

된다'는 徐총재는 '평생을 바쳐서 찾아낸 불로장생의 비법이 어려서 돌연사를 모면하고, 국민건강에 결정적인 도움'이 되길 바라고 있다.

生老病死의 원인

인체를 움직이는 전기에는 천류전기로서 가전제품에는 교류전기, 자동차에는 직류전기가 있다.

우선 生은 태아가 모체의 산도를 지나 갓 태어나면, 전신의 피부가 공기에 노출되는 순간, 공기 속에 있는 전기가 피부살갗으로 들어와 생명작용을 한다. 여기서 영아가 20대까지 발육하는 것은 전기작용으로 세포가 증식하기 때문이다.

그리고 老는 '사람이 늙으면, 피부탄력이 떨어져 살갗이 처지고, 두꺼워지게 된다. 전기는 인체 스스로 만들지 못해, 외부에서 몸 안으로 들어와야 되는데, 커튼을 치면, 햇빛이 못들어오듯 살갗에 전기공급이 원활하지 못해 노화가 급속도로 진행된다. 따라서 초기 노화현상을 조기에 해결하는 것이 불로장생의 해법인 것이다.

다음 病이 들면, 통증을 느끼거나 마비증상이 온다. 오장육부의 신체기능 이상이 병인데, 그 기능이상은 전기이상에서 비롯되며, 전기이상이 생기는 주원인은 전기결핍에 있다. 결국 몸이 충분한 전기를 보유하고 있으면, 몸 스스로 해결하는 것이다.

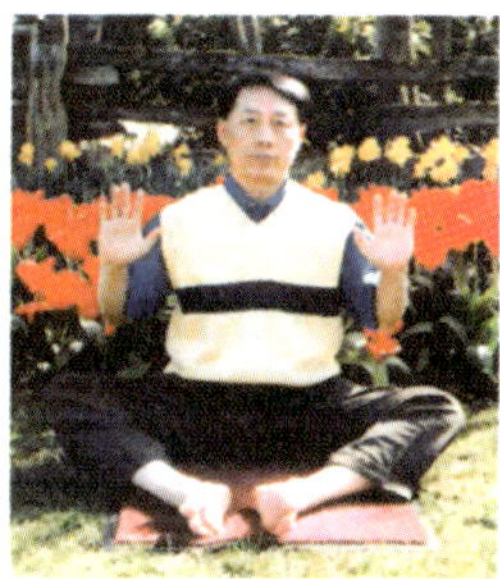

마지막으로 死에는 자연사가 있고, 돌연사가 있다. 자연사는 전기가 소진하여 인체기능이 마비되어 죽는 것이지만, 전기를 보충하면, 수명이 연장된다. 돌연사는 강한 충격이나 감당할 수 없는 자극으로 전기가 역류하여 심장을 멎게하여 죽는 것인데, 天氣道에서는 응급조치법이 있어 이 방법을 수련하면, 보람을 느낄 수 있고, 남에게 도움이 되는 좋은 일을 할 수 있으며, 스스로 돌연사를 미연에 예방하게 된다.

식물호흡법: 천류전기 흡수비법

"무술만으로 생명에너지 개발이 불가능함을 알고, 무술과 정반대인 사법고시 공부와 사투를 벌이며, 매진했지만, 결과는 낙방이었어요. 죽을 운이 다할 정도로 인사불성이 돼서 가사상태인 식물인간이 되어버렸죠. 3개월 혼수

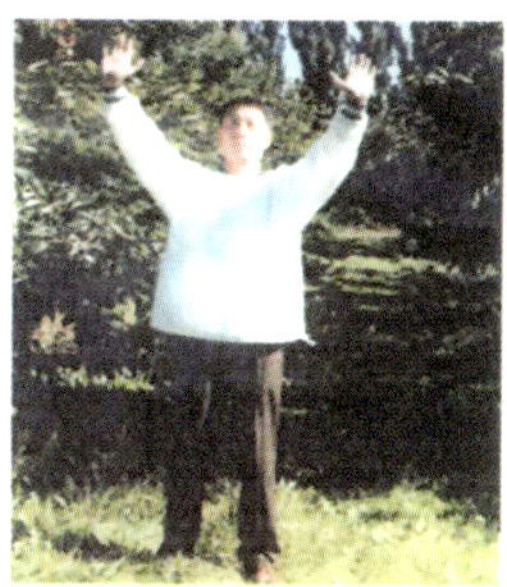

그는 4살 때에 참혹하고 처절한 죽음의 소멸을 체험했고, 보통사람이 아닌 특수인간으로서 남달리 초능력 개발에 전심전력을 기울였다. 그 결과 22세 때에 벽돌 3장, 기와장 30장을 격파하고, 조직폭력배 35명을 맨손으로 격퇴하는 등 철학의 무인이 되었다. 하지만, 보통사람에 비하면, 분명 초능력이었지만, 생명개발의 초능력이 아니었기에 24세에 식물인간이 되어 죽음의 늪에 빠져서 신체에 뼈만 앙상하게 남아있을 때에 유체이탈이 되어 육신과 영혼이 분리되어 비행장 없이 공중에 떠도는 비행기처럼 영혼이 무착륙 하공을 헤맸다. 곧 묻혀버릴 앙상한 뼈 속에서 찬란한 초능력의 빛을 발하니 하공을 하염없이 떠다니던 영혼이 몸 안으로 들어와서 기사회생을 체험하게 되어 뼈 속 초능력을 규명하게 됐고, 그 후 30여 년 간정진하여 보통사람들도 뼈 속 초능력을 개발할 수 있는 방법을 연구하여 완성했다. 그의 바램은 "모든 인류가 초능력으로 무병·불로장수의 꿈을 이룩하여 '인간이 만물의 영장'임을 증명하는 것'이다.

金 剛 武 功 醫 療 法

기적의 의술은 무술에서 나온다!

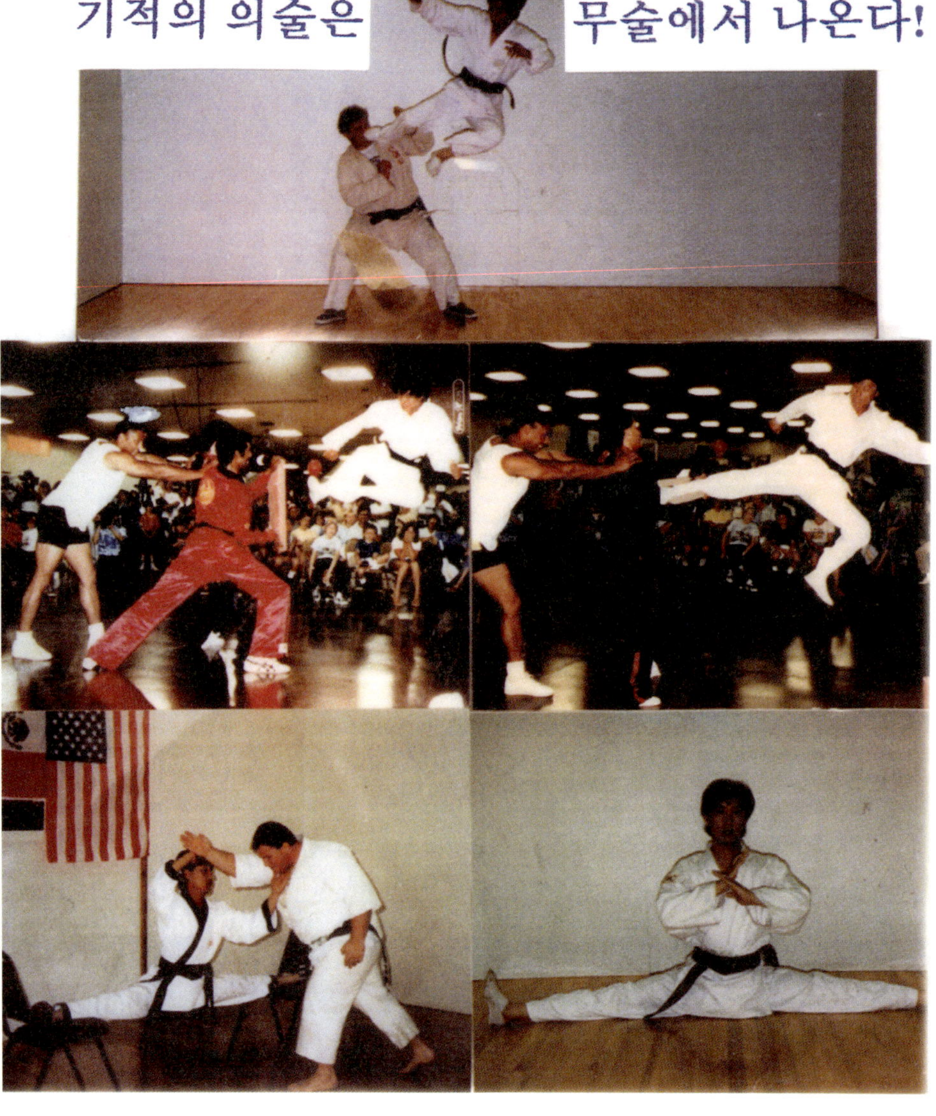

Creating a New World of Health and Well-being

by Dr. Chris Suh,

Founder and Director, S & G Enterprises

All disease possesses Death Energy. One must understand the reality and nature of Death Energy in order to be cured.

Every day on earth, countless individuals die suffering from agonizing diseases. To understand and achieve longevity, disease and death must be studied together. Understandably however, there is a reluctance to study death and so no one completely understands disease, its causes and origins, its behavior.

I was born in 1948. At the age of four, intimate experience with death was already part of my character. Although horrifying, my enlightenment on the subject began with this acquaintance with death at such a tender age.
In 1951, the devastation of the Korean War formed my world. I witnessed the deaths of infants, children and adults on a daily basis. I seemed to

occupy a world in which people were born only to suffer and become ill; it felt as though people were born only so that they could die. In spite of my lack of years, I realize now that it was at this juncture of my life that I began to contemplate and examine the phenomenon of death.

At the age of 24, I was in a coma for one year. I can say in all seriousness that it was during this year that I completed my study of death. In the most intimate and clear manner possible, I realized that it was the soul's presence within the body that maintained and ensured the body's life, its ability to continue living, to be alive and in motion. For as soon as my soul departed my body, my body was no more than a slab of meat. I have learned through direct experience – the ultimate teacher – that the soul is in utter and direct control of the body.

I then concentrated my studies on the reasons and causes for a soul departing a human body. I learned that the human body is occupied by Death Energy and that this Death Energy strives to force the soul out of the body. I continued to study death and energy and the power behind death.

Death Energy is certainly the cause of all diseases, which can be thought of as originating from the Dark World of the universe or creation. It is continuously entering our bodies, shortening lives that would otherwise be significantly longer – that is, it erodes longevity. Death Energy can suddenly manifest itself as a power and even cause sudden death. Common examples are infant death syndrome, and the suffering deaths of adults.

A solution to this dilemma not only is possible but well within our grasp. In order to better and more fully comprehend Death Energy, I have identified four malignant entities that exist in the human body. I refer to these entities as the Four Black Boxes. Remarkably, these Four Black Boxes do not destroy the body itself, but attack the soul, with the utter intent of destroying it. The increasingly damaged soul loses its ability as a living force and ultimately ends up allowing disease to enter the body. I will now define and elaborate upon the nature and role of each of the Four Black Boxes.

The Four Black Boxes

Black Brain

As originally designed by the Creator, the brain in the human body was master of its own destiny, functioning and continuity. That is, the mind was allowed to control its own life and existence. Death and disease, which are in essence the opposite of life, create Black Brain, which in turn interferes with the life force. Life force can be thought of as White Mind. This is how a human being is destroyed. Black Brain can be said to have a physical seat within the human body, located between the C3 and C4 cervical vertebrae. For a human body to be resistant to all disease, Black Brain must be eliminated.

Black Triangle

Many doctors try their utmost to heal diseases and there indeed are a select number of excellent and talented doctors in the world with special abilities. These doctors understand that diseases move within the body at incredible speeds and are also capable of hiding themselves. During my coma, I discovered the existence of what I call Black Triangle. A line drawn between the back of the head and the two ends of the shoulders forms a triangle. This is Black Triangle. All diseases within the human body hide within this Black Triangle. In order to heal diseases that already exist in the body, one must destroy Black Triangle.

Black Organism

Patients with long-term symptoms, incurable diseases, no determinable cause of diseases, paralysis, and many other serious diseases have a hardened or parsed abdomen. During my coma, I discovered the existence of what I call Black Organism – an entity that supplies the energy that sustains diseases. In critically ill patients, Black Organism must be destroyed in order to cut off the supply of energy that sustains disease.

Black Passage

As I have stated, a human being is only living when the soul is in the body. The instant the soul departs the body, the body reverts to lifeless meat, suitable only for burial. During my coma, I experienced my soul departing my body through what can be called the black hole or Black Passage, represented in a physiological sense by the end of the digestive tract.

When my soul was pulled out of the Black Passage and prior to its entering the Black Passage of the universe itself, I experienced what can only be characterized as a miracle, that of my soul re-entering my body. This miracle has permitted me to live to the age of 60. Death Energy, and consequently disease, enters the human body via the Black Passage. For an individual to experience a full and long life, longevity, one must learn to control the Black Passage.

For more information, contact via fax or email :

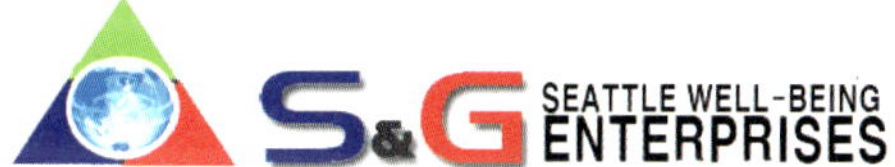

14702 SE 36th St. Bellevue, WA 98006
Tel : 425-746-2327 Fax : 425-746-2326
E-mail : info@miraclehealth.net
www.miraclehealth.net

Founder and Director, S & G Enterprises

Bone Care Miracle Touch

뼈는 생명의 샘이다.

뼈는 인체 생명을 계속 유지하기 위하여 혈액을 끊임없이 생산해 내고 있다. 혈액을 생산할 때 없어서는 안 되는 물질 중에 철분이 있다. 이 철분은 인체가 호흡을 할 때 흡수 되는 산소와 결합되면서 산화작용을 일으켜 산화철이 된다.

산화철이 뼈 겉면과 뼈 속에 퇴적되어 그 퇴적된 양에 따라 여러가지 병들이 발생을 하는 것이다. 산화철 제거가 의술의 중요한 사명임을 인식하고 우리는 인정해야 한다.

뼈 겉면과 뼈 속에 퇴적된 산화철을 어떻게 제거할 것인가?

Bone Care(뼈 관리)를 창시한 S & G Seattle Well-being의 서성호 선생은 산화철 제거해법을 만들어 내었다.

바로 그것이 Miracle Touch 치유 봉이다

치유 작용 근거

다이아몬드를 광택 낼 때 가장 효과가 좋은 것이 다이아몬드 가루이다.

여기에서 필자는 쇠붙이가 산화철 제거작용이 가장 적절함을 알아내었
다. Miracle Touch 치유봉으로 전신의 뼈를 누르고 문질러 주면 뼈 겉
면과 뼈 속에 퇴적된 산화철이 치유봉 쇠붙이를 타고 들어오는 공기 중
의 전기 입자들이 전기 분해 작용을 하여 산화철 들이 말끔히 제거되어
대소변으로 몸 밖으로 배출되게 된다.

이름하여 이것을 미라클 터치 (Miracle Touch)라고 부르게 되었다.

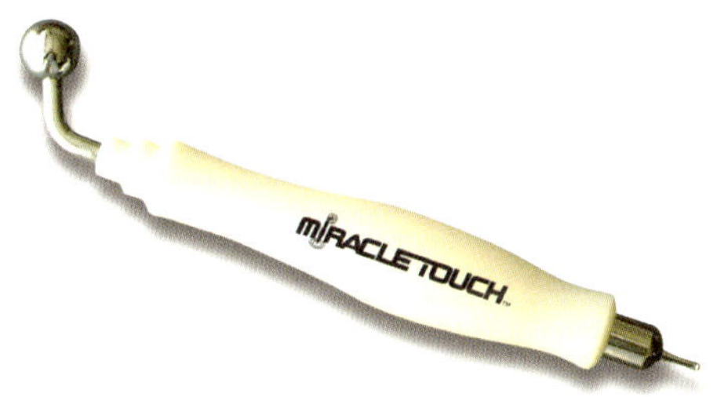

치료도구 구입 문의

Korea   Korea Well-Being Enterprises
Address 경기도 안양시 동안구 관양동 1605
                   한솔센터럴 1719호
E-mail. shincava@hanmail.net

U.S.A   S & G Seattle well-being ENTERPRISES, INC
Address 14702 SE 36th St. Bellevue, WA 98006
E-Mail. info@miraclehealth.net

의술 혁명

초판 1쇄 발행 2008년 3월

지 은 이 서성호
발 행 인 공한수
기획편집 디자인심화 Tel.02-3141-8894
인   쇄 충무기획 Tel.02-2272-2770

발 행 처 S & G Seattle well-being ENTERPRISES, INC (U.S.A.)
DISTRIBUTOR BIG DREAM & SUCCESS
출판신고 2004년 4월 29일 제300-2005-175호

미국 씨애틀 주문연락처
S & G Seattle well-being ENTERPRISES, INC (U.S.A.)
전화 1-425-746-2327 / 1-206-501-9540
홈페이지 http://www.miraclehealth.net
이메일 info@miraclehealth.net

서울 주문연락처
서울시 종로구 경운동 89-4 SK 허브 102동 402호
주문전화 02-774-3230   **팩스** 02-757-3230   **이메일** daeyon@kornet.net

한국어판출판권© (주) BIG DREAM & SUCCESS 2007
값 55,000원 (USD60.00 IN U.S.A.)

ISBN 978-89-960682-0-4
